Dr SAINT-ANGE BARRIER

CANCER, SCROFULE, PHTHISIE

NOTICE MÉDICALE

SUR

L'ÉTABLISSEMENT THERMAL DE CELLES-LES-BAINS

(Ardèche)

> Les résidus, convenablement élaborés d'un grand
> nombre de sources médicinales naturelles, sont,
> aux produits chimiques confectionnés dans l'inté-
> rieur de nos laboratoires, à peu près ce que le
> diamant est au charbon.
>
> BARRIER,
> 2ᵉ *Mémoire sur les Eaux minérales de Celles.*

PARIS

ADRIEN DELAHAYE, LIBRAIRE-ÉDITEUR

PLACE DE L'ÉCOLE-DE-MÉDECINE

1869

Dᵣ SAINT-ANGE BARRIER

CANCER, SCROFULE, PHTHISIE

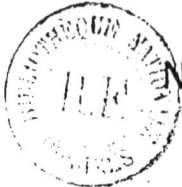

NOTICE MÉDICALE

SUR

L'ÉTABLISSEMENT THERMAL DE CELLES-LES-BAINS

(Ardèche)

> Les résidus, convenablement élaborés d'un grand
> nombre de sources médicinales naturelles, sont,
> aux produits chimiques confectionnés dans l'inté-
> rieur de nos laboratoires, à peu près ce que le
> diamant est au charbon.
>
> BARRIER,
> 2ᵉ *Mémoire sur les Eaux minérales de Celles.*

PARIS

ADRIEN DELAHAYE, LIBRAIRE-ÉDITEUR

PLACE DE L'ÉCOLE-DE-MÉDECINE

1869

AVANT-PROPOS

En 1843, mon père écrivait : « L'établissement de Celles sera désormais spécialement destiné au traitement des os, des squirrhes, du cancer, et de la phthisie. Les malades pourront s'y rendre alors même que toutes les autres ressources thérapeutiques auraient échoué pour eux. La haute gravité des maux que je suis appelé à traiter ne me permettra pas d'être toujours heureux : lors, en effet, qu'un organe est entièrement détruit par des ulcérations épouvantables, on ne peut se flatter d'en créer un nouveau. Or, l'espérance attirera de temps à autre auprès de moi des personnes tout à fait incurables, qui me diront dès le premier abord : *Docteur, je suis ici pour guérir ou mourir ; ainsi arrangez-vous comme vous le voudrez ;* et moi je n'aurai jamais le courage de dire à un pauvre moribond : *Rebroussez chemin ; allez, retournez chez vous, faites deux cents lieues encore, au risque de mourir à la première auberge....* » (1).

Depuis lors jusqu'à sa mort, 13 février 1858, il consacra sa vie et sa fortune à la recherche de la guérison des maladies incurables : ne s'enquérant jamais beaucoup de l'approbation ou de l'improbation du public. Dans le courant de l'année 1856 il publia un troisième mémoire, qui passa presque inaperçu du monde savant,

(1) Barrier. 2ᵉ Mémoire sur les eaux minérales de Celles. Valence, 1843.

malgré les faits nouveaux qu'il contenait, et qui méri-
taient sûrement d'arrêter, au moins quelques instants,
les regards des princes de la science. Cependant, vers
la fin de 1858, Velpeau écrivait : « Les substances alcalines, qui ont eu aussi leur vogue, ne méritent que trop,
sous ce rapport, l'oubli où elles sont déjà tombées. Personne, de nos jours, n'oserait conseiller sérieusement, à
titre de remède curatif, les eaux de Vichy, ou le bicar-
bonate de soude contre une tumeur cancéreuse. Restent
encore les *eaux de Celles,* qu'un médecin du pays vante
et recommande vivement; mais plusieurs malades qui
en sont revenues et que j'y avais envoyées n'en ont re-
tiré aucun fruit. »

Or, j'en demande pardon à feu M. Velpeau ; mais il
n'a jamais parcouru aucun ouvrage de mon père, car
il y aurait vu qu'à Celles nous ne prétendons point
guérir les incurables, à l'aide de nos eaux seulement,
mais avec des méthodes à nous spéciales. En outre, j'ai
beau fouiller tous les papiers que m'a laissés mon père
(et il y en a beaucoup), je n'y ai jamais trouvé le nom
d'aucune malade qu'il nous ait envoyée. Je pourrais au
contraire citer plus d'une malade que M. Velpeau avait
vues avant qu'elles vinssent à Celles, et chez lesquelles il
avait prononcé les mots : *squirrhes de l'utérus, cancer du
sein, tumeur fibreuse,* etc. Et lorsque plus tard M. Velpeau a vu ces malades guéries, il n'a pas craint de dire
qu'il s'était trompé. Mais je m'arrête, car M. Velpeau
n'est plus. Quoi qu'il en soit, que tous mes confrères,
qui liront cette brochure, sachent bien que je suis prêt
à leur montrer, quand bon leur semblera, les malades
auxquelles je viens de faire allusion.

(1) Velpeau. Traité des maladies du sein. Septembre 1858 ; Paris.

Depuis la mort de mon père, Celles était à peu près abandonné ; pas la moindre réclame, si ce n'est toutefois la brochure du docteur Frachon, qui n'a été tirée qu'à 250 exemplaires. Depuis trois ans même il n'y a pas eu de médecin à poste fixe, et cependant des malades ont continué à venir, comme par le passé, tant était grande la foi qu'on avait en nos méthodes. L'année passée j'ai pris, moi-même, la direction de mon établissement ; imbu des idées que j'avais puisées sur les bancs de l'école, je ne pouvais croire, je ne dirai pas à la guérison du cancer, mais à un arrêt momentané de cette terrible maladie. Quatre faits m'ont beaucoup donné à réfléchir, et m'ont décidé à publier cette notice.

Je ne donne que quelques observations prises dans les notes de mon père ; j'aurais désiré en donner de plus récentes, car depuis la mort de mon père on a obtenu de nombreuses guérisons, mais malheureusement on n'en a pas conservé les observations. L'an prochain je publierai de nombreuses observations de guérison de cancer, de phthisie, de scrofule, de mal de Pott, etc.

J'aurais beaucoup tenu à donner l'observation d'une tumeur adénoïde du sein gauche, qui a considérablement diminué de volume dans le courant de la saison passée (1868) ; mais la malade s'y est formellement refusée ; elle n'a pas même voulu me permettre d'indiquer ses initiales, en ne désignant même pas la ville qu'elle habite. Cette malade a été vue par plus d'une célébrité médicale de province.

Si l'on réfléchit un instant au genre de maladies que nous sommes appelés à traiter, on comprendra facilement toute la difficulté que nous avons pour obtenir de nos malades la permission de publier leurs observations. Cependant il en est qui, dans l'intérêt de l'humanité souffrante, n'ont pas hésité à rendre publique leur guérison. Qu'ils reçoivent, ici, tous nos remercîments.

Extrait de la lettre que Mme Lapteff, née princesse Gortchakoff, a rendue publique dans le journal *le Nord*.

« En 1857, j'obtins *une guérison radicale*, après trois mois de traitement par les eaux de Celles, d'un mal réputé incurable, une glande très-forte au sein, qui me préoccupait d'autant plus que ma mère avait succombé à un squirrhe. Les eaux de Kreuznach n'avaient fait qu'augmenter mes souffrances. Grâce au traitement que me fit suivre M. Barrier, le mal disparut, et depuis lors jusqu'aujourd'hui il ne s'est pas reproduit. »

Quel sera le succès de ma brochure ? Le monde savant la prendra-t-il en considération ? Je l'ignore. Mais, toujours est-il, c'est qu'à Celles les méthodes de mon père seront debout, comme par le passé, et que les malades pourront s'y rendre, alors qu'ils n'auront trouvé nulle part de soulagement à leurs maux.

Etablissement thermal de Celles-les-Bains, 5 avril 1869.

CELLES

Topographie. — Climatologie. — Sources.

Les eaux de Celles sourdent dans une vallée, qui se trouve sur la rive droite du Rhône, tout près de la petite ville de Lavoulte. Cette vallée est formée par le rapprochement de deux chaînes de montagnes, à peu près parallèles au cours du fleuve, et qui se réunissent au nord par le col de Viaux. Celles de droite sont granitiques sur leurs cîmes et de mica-schistes sur leurs versants de l'est. Celles de gauches sont d'arides monts calcaires taillés à pic, et suffisamment élevées pour nous abriter des brouillards et des orages, qui règnent parfois sur le Rhône. Elles sont lacérées par une profonde échancrure, qui livre passage à notre chemin, et aux eaux de nos torrents.

La vallée de Celles, peu fertile à son entrée, offre vers son milieu une végétation des plus riches. Ses montagnes de l'ouest sont couvertes de cystes et de chênes verts, dont les rameaux sont trop souvent dévorés par de nombreux troupeaux de moutons ou de chèvres. Celles de l'est présentent vers leur base d'assez jolis vignobles. La culture de l'olivier, délaissée de nos jours, est remplacée par celle du mûrier, qui décèle également la chaude température d'une contrée, dont le ciel est presque toujours pur.

Abritée des vents du nord et de l'ouest par de hautes montagnes, la vallée s'ouvre au midi pour recevoir toute l'ardeur des rayons solaires. Les pluies exceptionnelles de l'été s'écoulent avec rapidité sur nos côtes si inclinées, et l'action absorbante d'un sol magnésien ne laisse pas subsister longtemps les plus légères traces même des pluies torrentielles. Ces orages, toujours de courte durée, tempèrent quelquefois en août et en septembre l'ardente chaleur d'un climat absorbant, et revivifient toute la contrée.

En hiver la neige et les gelées sont rares.

La salubrité de notre localité contribue à la rapide guérison de ces fièvres paludéennes, auxquelles nos eaux alcalinogazeuses conviennent si bien.

Je ne m'étendrai pas davantage sur la topographie et la climatologie; car, j'ai hâte de le dire, Celles est en quelque sorte une maison de santé, plutôt qu'une station thermale. Aussi est-ce aux malades, aux vrais malades, à ceux qui sont abandonnés de tous mes confrères, auxquels je m'adresse.

Trois hôtels, construits uniquement pour loger des malades, offrent des chambres convenables et une bonne table; nous y veillons sans cesse, car c'est le complément important de nos médications. Dans un profond enfoncement se trouvent la maison du docteur, les bains et une petite chapelle. Trente-deux baignoires, des douches à vapeur, d'autres à eaux descendante ou ascendante, enfin un vaporarium, tel est l'ensemble des moyens dont je puis disposer.

Huit sources coulent dans notre vallée : quatre sont alcalinogazeuses : Puits artésien, Fontaine Ventadour, Bonne-Fontaine, Fontaine des Cèdres. Quatre ferrugineuses : Fontaine-des-Yeux ou Cicéron, Fontaine Lévy, Fontaine Elisabeth, Source des Roches-Bleues.

1 litre d'eau contient :	Puits artésien. Temp. 25º c. lit.	Fontaine Ventadour. Temp. 18º c. lit.	Bonne Fontaine. lit.
Acide carbonique	1,208	0,466	0,571
Azote	»	0,018	0,024
	gr.	gr.	gr.
Carbonate de soude	0,531	0,188	0,213
— de potasse	0,106	0,039	0,084
— de chaux	»	0,426	0,718
— de magnésie	0,061	0,038	0,054
Carbonate de chaux mêlé à des traces de carbonate de strontiane	0,905	»	»
Sulfate de soude	0,037	0,105	0,086
Chlorure de sodium	0,208	0,113	0,147
Oxyde de fer	0,004	0,024	0,010
Silice	0,035	0,005	0,007
Phosphate de chaux et d'alumine	traces	»	»
Fluate de chaux	q. ind.	»	»
	1,887	0,938	1,296

Fontaine des Yeux.

	lit.
Acide carbonique................	0,105
Azote...........................	0,024
Oxygène........................	0,003

	gr.
Sulfate de chaux................	0,081
— de magnésie............	0,050
— de soude...............	0,013
Chlorure de calcium............	0,003
— de sodium.............	0,003
Carbonate de chaux.............	0,068
Silice..........................	0,012
Oxyde de fer...................	0,009
Carbonate de magnésie..........	0,017
Matière organique azotée........	q. ind.
	0,285

Fontaine Lévy.

	lit.
Acide carbonique................	0,038
Azote...........................	0,022
Oxygène........................	traces.

	gr.
Sulfate de fer..................	0,576
Sulfate d'alumine...............	0,200
— de chaux................	0,137
Chlorure de calcium............	0,020
	0,933

La fontaine des Cèdres, ainsi que l'Elisabeth et la source des Roches-Bleues n'ont pas encore été analysées.

Les analyses de nos sources sont dues à M. le professeur Balard, membre de l'Institut. Les progrès de la science qui ont eu lieu depuis 1836 n'introduiront-ils pas quelques modifications dans les résultats sus-mentionnés ? Nous l'ignorons; mais les propriétés de nos eaux sont constantes pour nous.

« Celui qui jugerait de nos eaux par ce simple aperçu de leur minéralisation, se tromperait étrangement s'il en déduisait une faiblesse d'action : car elles sont énergiques, même très-énergiques; l'expérience a prononcé depuis des siècles et l'atteste chaque jour; le genre de maladies qu'on leur confie le témoigne hautement. Si nous étions partisan des explica-

tions, ou mieux des hypothèses, à l'aide desquelles des médecins cherchent à se rendre compte des actions thérapeutiques
des eaux minérales, en se fondant sur leurs caractères chimiques ou physiques, la présence du **carbonate de potasse**
dans les eaux de Celles nous fournirait certainement l'occasion
d'expliquer, avec une certaine apparence de justesse et de vé-
rité, leur mode d'action tout spécial et leur puissante influence
pour modifier et guérir toute une classe de maladies bien
caractérisée; mais nous sommes de ceux qui, en pareille matière, pensent qu'il est infiniment plus sage de se borner à
une exacte observation des faits cliniques, et de les consigner
en dehors de toute idée théorique explicative, surtout lorsqu'il s'agit des phénomènes de la nature médicatrice (1).»

Un caractère chimique, remarquable, distingue donc complétement nos eaux de toutes les autres de la France, c'est la
présence du **carbonate de potasse.**

Puits artésien. — Il jaillissait autrefois d'une manière continue, mais il est devenu intermittent, par suite d'accidents qui
peuvent facilement se réparer. Actuellement il fournit encore
100 mètres cubes d'eau dans les vingt-quatre heures, et plus
de 40 mètres cubes de gaz acide carbonique, que l'on recueille
dans un gazomètre, ce qui permet d'en profiter encore aux
heures d'intermittence de la source.

La surface de ces eaux, dans les moments d'intermittence,
se couvre d'une légère pellicule, d'un blanc sale. Lorsqu'elles
coulent, elles paraissent limpides et bouillonnent même dans
le réservoir. Vues dans un verre. peu de temps avant l'arrivée
de la source, elles ont un aspect trouble, et déposent une mul-
titude de perles cristallines sur les parois du vase. Leur saveur
est alors fraîche, très-piquante, un peu styptique et fort agréable. Quand la source marche, elles sont presque limpides et
ne déposent presque plus de bulles. Leur saveur, modifiée par
l'action de la chaleur, n'est plus aussi piquante, et l'action des
sels minéralisateurs sur l'organe du goût est beaucoup moins

(1) Frachon, *Notice méd. sur Celles.* Grenoble, 1860.

perceptible. Enfin, lorsque la source vient de s'arrêter et que l'eau commence à s'élever, elle est tout à fait insipide, et ne paraît point à la vue contenir de principe gazéiforme. Le dépôt des eaux artésiennes est d'un rouge ocracé plus abondant que celui de la Ventadour, et cependant elles contiennent moins de fer que les premières; il est donc probable qu'elles le laissent précipiter avec plus de facilité.

Fontaine Ventadour. — Elle se dégage d'un minerai ferrugineux, comme au travers d'une sorte d'alcarazas. Elle dégorge à 15 pouces au-dessus du niveau du sol, et forme ainsi une espèce de puits artésien. Quand on veut tenter d'élever son niveau, on n'y réussit pas, la source reste stationnaire. Le volume d'eau qu'elle peut fournir est cependant très-considérable, car notre pompe à vapeur ne peut parvenir à l'épuiser; plus elle enlève de l'eau, plus elle active sa filtration au fond du puits, et son invasion avec pétillement gazeux. Sa saveur est moins piquante que celle du puits artésien; son dépôt est presque insignifiant et légèrement jaunâtre.

Les eaux de ces deux sources, après ébullition, par la filtration à travers une simple toile, laissent déposer un sédiment blanc, très-abondant et d'une grande légèreté. Ce dépôt de sels calcaires et magnésiens est connu sous le nom de *poudre de Celles*. Les hôtels et les malades s'en servent pour le nettoyage des métaux : or, argent, cuivre, etc.

Bonne-Fontaine. — C'est la source par excellence de Celles, pour les habitants du pays et des environs. C'est leur eau favorite, et ce sont eux qui l'ont baptisée du nom qu'elle porte depuis un temps immémorial. Limpide, fraîche et gazeuse, elle débite quatorze litres à la minute. Après de fortes pluies, elle perd alors de ses qualités médicinales, qualités qui sont à leur plus haut degré de perfectibilité dans le temps des grandes chaleurs et des fortes sécheresses.

La surface des eaux est couverte d'une pellicule nacrée-irisée, tandis que le fond du bassin est tapissé d'un épais sédiment rouge ocracé. A ces indices positifs de la présence du fer dans les eaux, il faut ajouter que l'existence des sels de soude, de potasse et de magnésie est dénotée par une saveur austère et amère.

Fontaine des Cèdres. — Elle est située dans un des angles de l'établissement, sous le feuillage d'un cèdre. Elle est très-gazeuse, fort limpide et agréable au goût. On peut en faire une boisson d'agrément, en l'associant avec du suc de citron et du sucre. Comme eau de table, elle supporte assez bien le mélange avec le vin, auquel elle communique nn goût acide faiblement alcalin. Elle est journellement bue par les hôtels et et les habitants de Celles à l'heure des repas. Sa température est de 25° cent.; son débit de 18 à 20 litres à la minute.

Fontaine Lévy. — C'est en 1656 que le D^r De Perrin lui donna le nom patrimonial des ducs de Ventadour, háuts et puissants barons de Lavoulte. Elle surgit au nord-ouest de l'établissement, au pied de la montagne d'origine secondaire, dont les roches schisteuses à la base sont granitiques sur ses cîmes; elle sort d'un des nombreux filons qui la découpent, et présentent çà et là des échantillons de galèue et des veines nombreuses de pyrites de fer, imprégnées parfois de quelques traces de cuivre. Ces eaux, vues dans le réservoir ou un verre, sont très-louches et blanchâtres. Elles s'altèrent et déposent, par le simple repos dans un vase; le fer en présence d'un sel d'alumine ne se dissolvaut qu'imparfaitement. Elles se couvrent d'une légère toile blanche, que l'on dirait formée par l'écume d'une forte solution de savon blanc. Par l'ébullition, elles déposent un sédiment abondant et rougeâtre; elles teignent le linge en une couleur nankin indélébile. En s'échappant de leur réservoir, elles forment un double dépôt, l'un rouge ocracé et l'autre blanc, qui est comme superposé sur le second dans les points les plus rapprochés de l'orifice. Leur saveur âcre et styptique, qui rappelle celle de l'encre, est due à la forte proportion de sulfate de fer, qui entre dans leur composition. Leur pesanteur spécifique est un peu supérieure à celle de l'eau distillée; leur température est variable. Elles débitent environ 15 à 18 litres à la minute.

Fontaine des Yeux ou *Cicéron*. — Cette fontaine, ou du moins les sources ainsi nommées, coulent toutes d'une montagne dont les flancs sont déchirés par de nombreux filons de kaolins magnésiens. De Perrin lui avait donné le nom de Cicéron, parce qu'il prétendait que l'orateur romain en possédait une semblable dans sa maison de campagne, à Tusculanum. Les vieux habitants de la localité lui avaient donné le nom de Fontaine des Yeux. C'est la plus faiblement minéralisée de toutes nos sources minérales. Elle est limpide, froide, et n'a qu'un faible goût métallique; elle n'offre point de précipité ferreux, et, par le repos, il se forme à sa surface une légère couche nacrée-irisée.

Fontaine des Roches-Bleues. — Sa composition est beaucoup plus fixe que celle de la Lévy. Elle sort d'un filon de roches qui semblent avoir été colorées, lors des premiers âges du monde, par une solution de plomb, et de là la dénomination de source des Roches-Bleues. Ces eaux possèdent beaucoup de fer, comme le décèlent leur saveur, leur dépôt, et la toile nacrée-irisée qui les couvre lorsqu'elles sont en repos.

Fontaine Elisabeth. — Elle sort de la ligne d'intersection des terrains secondaires et tertiaires. Découverte depuis quelques années, cette source n'est pas encore fouillée d'une manière convenable. J'ai la conviction qu'elle n'est que les premiers indices d'une fontaine d'eau froide très-considérable. Le temps et des recherches ultérieures accroîtront sûrement nos richesses hydrologiques. Celles que nous possédons actuellement sont, au reste, suffisantes pour fixer toutes nos méditations et méritent une étude clinique spéciale.

Mode d'administration des eaux et leurs effets immédiats.

Puits artésien. — Les eaux du puits artésien, écrit mon père (1), doivent être prises le matin et le soir, dans les mo-

---

(1) Tout ce chapitre est la reproduction du chapitre xii du premier mémoire de mon père sur les eaux de Celles; Valence 1837.

ments où l'estomac est libre ; il serait dangereux de les mêler
à la boisson des repas. Pour les personnes qui se baignent, il
est indifférent de les boire avant, après ou pendant le bain.
Ces eaux peuvent se transporter, mais il est plus avantageux
de les prendre à la source.

Je ne prescris la boisson de ces eaux qu'à des sujets gras et
lymphatiques, et le plus ordinairement à des malades profondément rachitiques ou scrofuleux. J'ai l'habitude de les faire
prendre pendant très-longtemps à des doses assez larges (3, 4 ou
5 verrées le matin, et autant dans la soirée), ayant pour
règle générale d'éviter, toutefois avec un soin extrême, le développement de tout mouvement fébrile dans le système sanguin, et, à plus forte raison, toute apparence d'irritation gas-
trique ; car si les vraies phlegmasies intestinales se développent
difficilement chez les tuberculeux, elles ne sont pas faciles à arrêter quand elles existent.

Les eaux artésiennes sont administrées pures ; quelquefois,
cependant, je les fais couper avec du lait.

Ces eaux impriment une très-grande activité à la circulation
des fluides ; elles rendent évidemment le sang et la lymphe
plus liquides, fait clinique conforme aux expérimentations
chimiques du célèbre Schwilgue, qui a prouvé, dans sa matière médicale, que les alcalis rendent, chez l'homme vivant,
le sang plus fluide ; enfin, elles ont une action énergique et du-
rable sur tout le système celluleux, et je pense que leurs congénères n'existent point dans le royaume.

Si leur effet est salutaire, elles font éprouver, au bout de
peu de temps, une douce chaleur dans l'estomac, de la salivation et de la fraîcheur dans la bouche ; l'appétit s'ouvre, le
corps devient léger et dispos.

Je permets rarement la boisson des eaux artésiennes aux
personnes qui ont la poitrine délicate ; elles n'agissent point
sur les selles ; elles augmentent la transpiration insensible ;
mais leur mode d'action le plus positif est de faire uriner abondamment et de résoudre les engorgements.

Les bains artésiens secondent parfaitement les effets physiologiques de la boisson ; leur énergie est si grande, que la per-

sonne la plus robuste ne peut se permettre de les braver dans aucun cas, et plus d'un athlète vigoureux, qui a voulu se jouer de mes avertissements, a été obligé de délaisser bien vite un genre de médication qui n'est point fait pour lui. L'homme sain et d'un tempérament heureux, qui s'immerge dans un bain artésien d'une température de 24° à 25° Réaumur, éprouve des symptômes d'une excitation bien prononcée, qui sont plus vifs encore si la température du liquide est un peu plus haute. Ainsi, quoique le bain soit froid, le baigneur ressent une chaleur presque mordicante sur toute la surface du corps; il lui semble qu'il réchauffe son bain; mais s'il fait des mouvements un peu brusques, il reconnait que le liquide est réellement froid, et que cette sensation de chaleur est due à une action chimico-vitale produite sur la peau par l'action médicamenteuse de l'eau artésienne. Cette assertion est suffisamment démontrée par la prompte rubéfaction de tout l'organe cutané; une sorte de spasme et d'anxiété se manifeste ensuite; le système circulatoire s'émeut, le pouls s'élève, les artères battent avec violence, des maux de tète se manifestent; enfin, une perturbation générale oblige plus d'un imprudent à sortir bien vite de la baignoire, et s'il revient à la charge à deux ou trois reprises, il est souvent obligé de se faire ouvrir la veine.

Le mode d'action du bain artésien sur les sujets anémiques n'est plus le même, ou du moins les résultats obtenus sont tout à fait différents.

Voyez, en effet, ce blème scrofuleux plongé dans un bain artésien : il est content, il est heureux d'éprouver un sentiment de vigueur insolite pour lui; volontiers il resterait éternellement dans ce liquide si bienfaisant.

Au bout de peu de jours il prend de l'appétit; les forces, la fraîcheur et l'embonpoint viennent ensuite, et durant tout le cours d'un été, ce malade ne se lassera point d'une médication qui doit, à la longue, révolutionner tout son être. Quelquefois il est vrai, le système vasculaire sanguin peut être surexcité, même chez un sujet scrofuleux; des phlegmasies intestinales bien caractérisées peuvent se développer. Il faut alors suspendre le traitement artésien, car il m'est démontré que la médication artésienne ne peut être supportée qu'autant que l'apparei. sanguin est calme, et paraît en quelque sorte étranger aux désordres du système celluleux. Je suis bien convaincu que ces exaltations du système sanguin, connues sous la dénomination de *fièvre thermale*, n'accélèrent point la guérison ; elles ne dispensent point d'agir insensiblement sur le système des vaisseaux blancs. Pour avoir voulu entretenir, dans quelques occasions, cette fièvre thermale, j'ai vu paraître des phlegmasies viscérales que je n'ai pas toujours été maître d'arrêter.

La durée du traitement par les eaux artésiennes, pour les rhumatisants et les goutteux, doit être très-courte, parce que chez eux le système vasculaire est, en général, très-mobile ; cette médication, au contraire, doit être longue, très-longue pour les rachitiques et les scrofuleux. Dès la première saison, la constitution de ces malades est notablement améliorée ; après deux ou trois traitements annuels, les évolutions du système sanguin deviennent plus rapides, tout leur être, en mot, est, je puis le dire, complétement retrempé.

Les eaux artésiennes ont donc une énergie bien grande, et, par une coïncidence des plus heureuses, leur produits dérivés — dont nous parlerons en terminant — ont aussi des propriétés très-énergiques, et souvent d'une grande valeur pour certains malades attirés par la réputation de nos eaux.

Fontaine Ventadour. — Elles se prennent indifféremment à toutes les heures de la journée ; il vaut mieux cependant les boire le matin et le soir à jeun, ou dans l'intervalle des repas ; on ne doit point en faire usage en prenant des aliments ; les baigneurs, du reste, peuvent les prendre indifféremment avant, après ou durant le bain.

La dose de ces eaux est très-variable. Comme je ne les prescris en boissons que pour combattre les phlogoses chroniques des membranes muqueuses, ou bien aux convalescents, je les ordonne à très-petites doses, une demi-verrée ou une verrée, répétée plusieurs fois durant le cours de la journée. Bien des fois je les fais couper avec du lait, et, dans les cas de profondes anémies des viscères gastriques, je nourris bien longtemps mon malade avec cette boisson seulement.

Les eaux Ventadour sont salutaires quand elles donnent de la fraîcheur à la bouche et qu'elles provoquent une légère salivation. Dans les gastralgies et les entéralgies, je leur préfère parfois les eaux gazeuses faites par la combinaison des vapeurs du Puits artésien avec l'eau du ruisseau convenablement filtrée, d'autres fois, avec celles de la source des Yeux ; pour les poitrines délicates, il faut recourir de préférence à la boisson des eaux Ventadour ; qui donnent du ressort à ces organes et diminuent leur excitation morbide. Ces eaux agissent très-vivement sur les urines ; il n'est pas rare cependant de les voir passer par la transpiration : ce mode d'élimination est souvent avantageux dans le traitement du catarrhe pulmonaire. Leur effet sur le tube digestif est, lorsqu'elles sont utiles, de faire éprouver une sensention agréable, de procurer, en dissipant les phlogoses, un sentiment de bien-être, de rétablir les évacuations alvines dans leur état normal, sans jamais produire de mouvement diarrhéique ; ces eaux, en un mot, me paraissent agir par voie de révolution sur tout le système celluleux, et particulièrement sur les membranes muqueuses.

Pour atteindre l'effet résolutif, que je poursuis constamment, j'associe presque toujours le bain à la boisson.

Les bains Ventadour, pris à une température au-dessus de 28 à 29° Réaumur, donnent naissance à des modifications analogues à celles que M. Bertrand attribue aux bains chauds du Mont-Dore.

Ne croyant pas — encore une fois — à l'utilité de la fièvre thermale, redoutant sur toutes choses l'excitation du système vasculaire sanguin, et ne voulant obtenir qu'une douce stimulation du système celluleux, j'administre les bains, tout comme la boisson de mes eaux, d'une manière chronique, en quelque sorte, et je veille à ce que la température du bain n'excède point 25 à 26° Réaumur, et rarement, pour les sujets débiles ou profondément épuisés, je permets que l'on chauffe à 27° ou 28° Réaumur ; mais, à titre de revanche, l'immersion dans l'eau doit être de longue durée, afin que tous les tissus s'im-

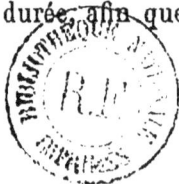

2

prègnent, se saturent, en quelque sorte, du liquide salutaire qui doit les tonifier et dissiper leurs souffrances.

L'état du malade dans le bain est variable en raison du sexe, de l'âge, de ses forces actuelles, de sa susceptibilité, du plus ou moins grand degré d'irritation de la peau, et de l'état de l'atmosphère. En règle générale, les personnes robustes et sanguines ne s'accommodent point des eaux alcalino-gazeuses; il faut user de beaucoup de ménagements avec elles : les enfants, les vieillards, ceux-là surtout qui ont la fibre molle, supportent ce mode de médication bien plus longtemps et en retirent beaucoup de fruit. Le mode d'action le plus manifeste des bains Ventadour consiste dans une douce et large rubéfaction portée sur tout le système cutané ; cet érythème est très-prononcé chez les personnes qui ont la peau délicate et sensible. Le plus ordinairement des éruptions multiples paraissent sur diverses parties du corps ; mais, pour être salutaires, elles doivent se développer peu à peu, sans aucun mouvement violent; enfin, il importe beaucoup d'arrêter le traitement aussitôt que le pouls devient fébrile.

L'éruption la plus familière et la plus salutaire pour les personnes qui souffrent de le poitrine, c'est la sortie de boutons rouges et secs sur les deux épaules; il est avantageux de soutenir cette poussée aussi longtemps que possible, afin qu'elle soit permanente et de longue durée; heureux les malades chez lesquels elle se maintient pendant tout l'hiver !

Les bains Ventadour déterminent sur tout la système celluleux une modification d'un prix infini pour un organe profondément débilité; mais cette modification doit être douce et ne faire éprouver au malade qu'un sentiment de joie et de bien-être; toutes les sécrétions, toutes les fonctions doivent s'exécuter comme dans l'état normal, avec aisance et facilité; les urines doivent couler abondamment, largement et avec une sort de volupté; les organes sexuels assoupis doivent aussi éprouver un certain éveil; en un mot, les bienfaits des eaux Ventadour se décèlent par le sentiment de plaisir.

La durée du traitement par les eaux Ventadour est très-variable, comme leur mode d'administration; on peut la regarder, en somme, comme de 20 à 40 jours. Je préfère, en effet, mener mes malades doucement et durant un laps de temps suffisant ; car j'ai toujours eu à me plaindre des excitations intempestives, et rarement j'ai eu à me féliciter des secondes saisons faites la même année.

La stimulation par mes eaux doit donc être lente, graduelle, bien soutenue, et, une fois établie, il faut la laisser tomber d'elle-même, sans la provoquer de rechef, jusqu'à l'accomplissement de son entier effet. résultat qui n'a lieu qu'au bout de cinq à six mois.

Bonne-Fontaine. — Ces eaux doivent être prises dans la matinée et à jeun ; on ne les mêle point à la boisson des repas. Les personnes qui se baignent ne doivent rentrer dans le bain qu'après les avoir rendues ; enfin il vaut beaucoup mieux les prendre à la source que dans sa chambre. Ces eaux se prennent à la dose de cinq, six et huit verres ; on doit, en bonne règle, mettre un intervalle de dix ou quinze minutes entre deux verrées ; quelques personnes en boivent jusqu'à douze ou quinze ; il est même des paysans qui en prennent hors de toute proportion avec la dose convenable ; mais ces prouesses ont quelquefois des suites assez fâcheuses : cependant je n'ai jamais observé de cas vraiment pénibles. La durée du traitement est pour nos paysans de neuf ou dix jours ; je préfère que l'on diminue la quantité de la boisson, et qu'on prolonge la saison jusqu'au douzième ou quinzième jour ; je connais des personnes qui prennent ces eaux à très-petites doses, et cela durant un laps de temps indéfini.

Les eaux de la Bonne-Fontaine sont administrées sans mélange ; les jours de purgation seulement (ces jours ne sont pas de rigueur pour obtenir un effet salutaire, mais feu le docteur Grégoire, de Lavoûte, les a rendus familiers à une ou deux reprises durant le cours d'un traitement), on ajoute une once de sel d'Epsom (sulfate de magnésie), et une demi-once de manne.

Ces eaux portent à la tête, fréquemment elles ballonnent l'estomac ; au premier abord, elles occasionnent des nausées et accélèrent sensiblement le pouls. Si les eaux passent bien, on éprouve une douce salivation et de la fraîcheur dans la bouche, une espèce de quiétude dans les entrailles ; on urine fréquemment; l'appétit devient plus vif, le corps enfin ne tarde pas à être plus allègre et plus dispos. Au contraire, si elles pèsent sur l'estomac, la bouche devient chaude, sèche, et la langue rougit sur ses bords, le ventre se tuméfie, les urines sont rares, l'appétit se dérange, le malaise s'augmente, le malade ne les prend qu'avec une répugnance extrême. Dans cette dernière circonstance il est prudent de les discontinuer, et d'en suspendre tout à fait l'usage; au lieu d'obtenir, en effet, une simple excitation muqueuse gastro-intestinale, on pourrait faire naître un véritable éréthisme des viscères gastriques. Les eaux de la Bonne-Fontaine impriment plus d'activité à la circulation des fluides, aussi elles hâtent ordinairement le retour des menstrues et les rendent plus abondantes; leur action sur tout le système cellulaire est fortement prononcée, ce que dénote la suppuration plus abondante des sétons, des cautères et de tous les exutoires.

Les urines sont la véritable voie d'élimination de toutes nos eaux alcalino-gazeuses, et particulièrement de celles de la Bonne-Fontaine : plus elles sont abondantes et fréquentes, plus le malade peut se permettre de boire des eaux ; je puis même affirmer, en thèse générale, que je ne les ai jamais vues nuire toutes les fois que le buveur a largement uriné. Le plus ordinairement les eaux de la Bonne-Fontaine n'ébranlent point le tube digestif; bien des personnes sont purgées cependant, et toutes se félicitent à bon droit de ces évacuations que j'ai toujours regardées comme salutaires; en somme, les eaux de la Bonne-Fontaine ont presque, je puis le dire, un effet homéopathique ; aussi elles purgent très-souvent les personnes saines et bien portantes ; elles guérissent au contraire la diarrhée et même la dyssentérie; leur effet le plus positif, en un mot, est de rétablir la muqueuse des gros intestins dans son état normal.

La présence du fer les rend suspectes et nuisibles pour les hémoptysiques, les catarrheux et pour toutes les personnes qui souffrent de la poitrine. C'est la source la plus anciennement connue à Celles ; depuis un temps immémorial elle jouit dans nos contrées d'une haute renommée contre les fièvres intermittentes rebelles, les vieilles diarrhées, ainsi que contre les maux de reins et de la vessie; pour moi, je l'affirme, je ne dépense pas à Celles pour 0,50 cent. de sulfate de quinine durant le cours de l'année, et cependant je vois accourir bien des fiévreux qui s'en retournent satisfaits ; la Bonne-Fontaine a été jusqu'à ce jour leur boisson favorite.

La boisson de ces eaux, co-associée avec les bains et surtout des douches ascendantes de la Ventadour bouillie et filtrée, opère très-bien contre ces diarrhées interminables, qui résistent parfois à tous nos agents pharmaceutiques.

Les eaux de cette source sont si délicates qu'elles ne peuvent être transportées ; elles perdent une grande partie de leurs propriétés physico-chimiques et médicales après un laps de temps très-court. De toute nécessité, pour retirer un effet salutaire de leur usage, il faut les boire à la source même.

Fontaine des Cèdres. — Elle a rendu de grands services durant le cours de l'épidémie de choléra de l'année 1854. Chaque jour encore je l'emploie avec succès contre les affections du foie. L'eau des Cèdres possède par conséquent les qualités congénères à celles de nos autres sources alcalines, et journellement je la donne à l'intérieur dans la médication glandulaire. Elle convient très-bien dans les dyspepsies par atonie du tube digestif, avec engorgement des viscères abdominaux.

L'eau des Cèdres, notons-le avec soin, est réellement fondante et stimulante, énergique par conséquent, et il ne convient pas d'en faire usage lorsqu'il existe une vraie phlogose stomacale.

Elle partage aussi avec la Bonne-Fontaine ses propriétés antifébriles. Elle facilite puissamment la digestion, et rend constamment des services dans tous les cas où l'on conseille les eaux de Vichy et de Vals, et dans ceux même où ces dernières ne sont pas supportées où ne produisent pas l'effet désiré.

Fontaine Lévy.—Elles ne se prennent qu'en boisson, lotions, ou injections, et à ces deux derniers titres elles rendent de grands services ; on les mitige ordinairement quand on les ordonne à l'intérieur. A l'instar du baume de copahu ou du poivre cubèhe, elles opèrent par une véritable révulsion dirigée sur l'estomac. Dans les écoulements indolents et toutes les affections leuchorrhéïques, les diarrhées rebelles et anciennes, elles ont un effet rapide, mais à petites doses, quand elles sont supportées ; (car souvent, même à petites doses, l'estomac ne les supporte pas), elles provoquent des vomissements et amèneraient la phlogose de cet organe si on insistait ; elles réussissent plus sûrement, et sans graves inconvénients, en injections.

Ces eaux bouillies et filtrées ont procuré, en 1837, des cures admirables dans les cas de dyssentéries qui avaient résisté à la Bonne-Fontaine.

Ces eaux étant, coupées avec celles du Puits artésien, nous donnent une minéralisation bâtarde qui offre une certaine analogie avec la composition chimique de Bourbon-l'Archambault. Ce genre de combinaison thérapeutique m'est au reste peu familier.

Fontaine des Yeux. — Alors même que l'analyse n'y a trouvé que 0,285 millig. de principes fixes et 0,229 millig. de principes gazeux ou acide carbonique, azote et oxygène, il faut bien se garder de la juger d'après cette apparence, car elle complète, pour ainsi dire, la série des moyens puissants et gradués que la nature a réunis à Celles, par ses propriétés sédato-résolutives en opposition directe avec le mode de stimulation si énergique des eaux du Puits artésien et de la Fontaine Ventadour.

A titre de collyre, elle produit de la sédation dans le traitement des ophthalmies chroniques.

Elle est généralement employée comme topique dans les brûlures, qu'elle calme, modifie et amène promptement à la guérison. Son action la plus évidente est une véritable répercussion, et elle imprime une légère restriction sur tout l'organe cutané.

Elle est précieuse dans les phlogoses subaiguës ou chroniques de l'estomac, allant même jusqu'à simuler une maladie organique, ainsi que le démontre la guérison de madame Bonne, de Sénozan, déclarée atteinte d'un cancer de l'estomac par sept médecins de Lyon, entre autres, les Drs Gensoul, Viricel et Gilibert, et perdue sous bref délai. Les bains et la boisson de l'eau des yeux, avec addition lente et progressive de faibles doses de lait, procurèrent une guérison complète qui s'est maintenue.

« L'eau des yeux, dit mon père, à qui j'emprunte ces détails et toutes ces données physiologiques et chimiques, gazée avec l'acide carbonique qui s'échappe des sources de Celles, fait très-bien et beaucoup mieux que toutes les boissons possibles dans le traitement de la gastrite et de l'entérite chroniques. »

Fontaine Elisabeth et des Roches-Bleues. — Elles sont très-utiles dans le traitement de la chlorose, et généralement dans tous les cas où le fer est ordonné. Mais ces sources n'offrent rien de particulier, et on en rencontre beaucoup d'analogues.

EAUX BOUILLIES.

DE LEUR MODE D'ADMINISTRATION, ET DE LEURS EFFETS IMMÉDIATS.

L'ébullition prolongée de nos eaux Artésiennes et Ventadour dégage en grande abondance le gaz acide carbonique, lequel tient en dissolution les sels terreux, calcaires et magnésiens, qui se séparent du liquide et surnagent à la surface. On enlève ensuite ces sels terreux par le filtrage, et nous acquérons ainsi des eaux simplement alcalines, adoucies par la présence d'une substance végéto-animale.

Ces eaux sont limpides, inodores; elles ont une saveur légèrement salée; leur impression sur l'estomac se réduit à une faible sensation qui active les fonctions digestives. On doit prendre ces eaux le matin à jeun, ou le soir dans l'intervalle des repas. Les bains de ces mêmes eaux communiquent aux téguments une stimulation très-douce et moins vive que celle de nos eaux naturelles ; la réaction consécutive sur les viscères, et spécialement sur le cerveau, est conséquemment beaucoup moins énergique ; aussi ces bains conviennent-ils infiniment aux gastrités et aux entérités, doués d'un tempérament nerveux, et chez lesquels on aurait à redouter une congestion cérébrale. Une longue expérience nous a fait connaître toute la valeur de nos eaux bouillies dans le traitement des glandes indurées et des tumeurs blanches articulaires ; elles sont, dans ce cas, d'un prix infini.

J'administre l'eau Ventadour bouillie en boisson, aux pulmoniques, spécialement à ceux qui sont atteints de tubercules. Ils la prennent par petites verrées dans l'intervalle des repas, quelquefois au moment du repas : c'est presque la seule médication minérale intérieure qui s'adresse à l'estomac, dans notre traitement si complet cependant de la phthisie.

Elles sont aussi employées en douches ascendantes et descendantes. La douche ascendante, avec l'eau Ventadour bouillie, chez les entérités et les malades atteints d'engorgements des viscères abdominaux, du foie surtout, vient compléter et doubler l'action des bains avec ces mêmes eaux, et procure la résolution inespérée de tumeurs dont le pronostic paraissait des plus graves. Chez les malades qui souffrent du côté de la poitrine, et qui sont souvent tourmentés par des diarrhées rebelles ou intermittentes qui les affaiblissent, d'autrefois par des constipations opiniâtres qui les enflamment, elle produit un grand bien, caractérisé par la sédation dans les deux cas, en s'adressant à la muqueuse intestinale dont elles régularisent les fonctions, soit en la tonifiant sans l'irriter, soit en calmant sa phlogose sans la débiliter.

Elle a encore un avantage de plus dans les phthisies compliquées d'empâtements tuberculeux de l'abdomen : celui d'aider puissamment à leur résolution en agissant directement sur eux, et de parfaire ainsi le système de douce et lente médication altérante à laquelle ils sont soumis.

En douche vaginale, ces eaux ont une action encore plus

remarquable et plus manifeste dans les maladies de l'utérus caractérisées par des engorgements du corps et du col de cet organe ; dans ce dernier cas, même quand il se complique de granulations ou d'ulcérations, on voit arriver la résolution et la cicatrisation, sans recourir une seule fois aux caustiques.

Les eaux artésiennes bouillies sont employées surtout en bains dans le traitement des glandes et des tumeurs indurées, dont la dégénérescence est imminente ou confirmée, et dont l'état d'inflammation réclame une médication douce et puissante à la fois.

En soumettant à une ébullition prolongée les eaux artésiennes bouillies et filtrées, elles se concentrent de plus en plus, et en continuant cette opération jusqu'à sa dernière limite, le résultat de la complète évaporation est un dépôt salin constituant les *sels artésiens*, qui entrent dans toutes nos préparations pharmaceutiques particulières.

DOUCHES ASCENDANTES ET DESCENDANTES.

J'ai déjà parlé des douches ascendantes et vaginales. Quant à la douche descendante, elle s'administre à Celles comme dans les autres établissements d'eaux thermales. « La colonne d'eau qui percute une partie, favorise la résolution de certaines tumeurs ou des engorgements qui l'obstruent. La colonne liquide se dirige à volonté sur tous les points où l'on peut se promettre un certain avantage de son action médiate ou immédiate, sur la tête, la poitrine, l'abdomen ou les membres. Je l'emploie volontiers aussi dans les affections du tube digestif, celle du foie en particulier. La durée de la douche est de douze à quinze minutes, il faut se méfier des douches prolongées; les goutteux surtout ont à redouter leur trop longue stimulation. Administrée avec prudence et convenablement le long du rachis, et très-légèrement sur le thorax, à une certaine période de la phthisie tuberculeuse et dans les engorgements chroniques du poumon, qui font souvent suite aux fluxions de cet organe, elle concourt à activer la révolution de l'engouement pulmonaire. Mais il importe qu'elle n'ait pas une trop

granᵈe chute et qu'elle soit donnée par aspersion, et en usant de
toutes les précautions possibles en faveur du malade. Elle rend
les plus grands services dans le traitement des tumeurs de nature lymphatique et scrofuleuse surtout, qui réclament et permettent une action énergique et locale. En un mot elle trouve
son indication et son application utile dans tous les cas où l'on
veut obtenir et où l'on peut se permettre une vive action stimulante et résolutive tout à la fois.

ACIDE CARBONIQUE NATUREL.

Depuis 1827 on fait à Celles un emploi thérapeutique du
gaz acide carbonique naturel, qui se dégage des sources minérales ; je crois donc pouvoir affirmer que c'est le premier établissement qui ait eu une salle d'inhalation.

Quand on aspire pour la première fois cette vapeur carbonique artificielle, la première sensation qu'on éprouve et qui
frappe le palais est celle d'un goût vineux exquis, qui rappelle
la vapeur du champagne, et qui, comme elle, monte à la tête.
En continuant à l'aspirer, elle détermine bientôt une titillation
bronchique, qui se propage jusqu'aux lobules pulmonaires, et
provoque une excitation thoracique, dénotée par une ardeur
insolite dans l'intérieur de la machine soufflante, une rubéfaction instantanée de la face, et souvent un mouvement de toux,
qui oblige le phthisique à suspendre des aspirations auxquelles
cependant il revient toujours avec un plaisir nouveau, tandis
que l'homme sain les délaisse volontiers.

Nous recommandons de ne point le respirer pur, mais mé-
langé à beaucoup d'air atmosphérique et avec de fréquentes in-
terruptions ; alors la tolérance s'établit rapidement, surtout
chez les tuberculeux. Au lieu de provoquer la toux, il la calme:
c'est le meilleur indice de son application. L'expectoration est
rapidement modifiée, elle est plus facile. Son action détersive
est remarquable, quand il existe des cavernes, des excavations
tuberculeuses purulentes. Dans ce dernier cas, le malade peut
aspirer le gaz sans mélange d'air ; s'il ne le guérit pas, il le
soulage considérablement : il abuserait même de ce moyen, si

on le laissait faire. Une de ses propriétés, les plus utiles peut-être, c'est son action sur les crachements de sang. Nous n'avons jamais vu à Celles d'hémoptysie réfractaire à cette influence remarquable des vapeurs carboniques artésiennes pour arrêter les hémorrhagies du poumon.

Nous n'ignorons pas que les essais faits à Paris, avec le gaz acide carbonique, n'ont pas été couronnés de succès ; mais le gaz, produit des laboratoires, est-il tout à fait identique avec celui de Celles (1)? Bien des raisons, et nos propres dégustations, nous portent à penser qu'en dépit de l'analyse chimique, il existe une différence entre le gaz acide carbonique factice et celui des fontaines de Celles ; or, il faut bien peu de chose pour modifier la valeur d'un médicament donné ; aussi malgré tous les anathèmes lancés en haut lieu contre l'acide carbonique, nous n'en persistons pas moins à dire que le gaz acide carbonique des sources de Celles est et sera toujours un adjuvant précieux pour la médication de la phthisie pulmonaire.

BAINS ET DOUCHES DE VAPEURS CARBONIQUES ET ARTÉSIENNES.

Le gaz que dégagent les eaux artésiennes, par le fait de leurs ébullition, entre en vapeur à 32° R. ; l'eau, au contraire, ne commence à se vaporiser qu'à 30° R. Le dégagement du gaz est si abondant qu'il remplit bien vite une salle et à un tel point qu'il forme un brouillard si épais, qu'un malade ne distingue pas son voisin. On conçoit qu'il suffit d'introduire un malade dans cet appartement pour lui faire prendre un bain de vapeurs carboniques. Il est bien entendu que l'on a ménagé des courants d'air dans cette étuve, et que l'on y respire avec la plus grande facilité. L'action du gaz ainsi chauffé est bien puissante, car si l'on entre avec ses vêtements dans cette salle, le visage, les mains et tout le corps ruissellent bien

(1) M. Balard n'a pu trouver un seul atome d'hydrogène sulfuré dans le gaz du puits artésien, et cependant les bouchons de nos eaux gazeuses elles-mêmes noircissent à la longue, tandis que ceux des eaux gazeuses du commerce restent toujours rouges.

vite de sueur, et cependant les vêtements restent secs jusqu'à ce que l'eau entre elle-même en vapeur (à 38° R.) ; mais alors on fait sortir le malade. Ce bain de vapeur est d'autant plus convenable que le brouillard est plus épais, et la température de l'appartement moins élevée. Pour le phthisique, elle ne doit pas dépasser 27° à 20° R. Alors sa respiration est aisée et facile, son corps léger et dispos. — On donne également des douches de vapeurs carboniques pour dissiper un point pleurétique ou une douleur, et, fréquemment, nous obtenons ainsi des succès brillants.

Nous avons dit que l'eau artésienne entrait en vapeur à 38° R.; aussi, en continuant à chauffer les chaudières, ces vapeurs ne tardent pas à envahir la salle où les ont précédées celles du gaz carbonique, et à élever sa température. Là, plongés au sein d'une nue épaisse, les malades éprouvent une chaleur intense et cependant agréable sur toute la surface du corps ; bientôt le pouls devient large et fréquent, la respiration est précipitée, il est vrai, mais toujours facile cependant ; toute la périphérie du corps se colore et se couvre de sueur ; plus tard, les artères battent avec force, et, vers la quinzième minute, le pouls marque ordinairement une centaine de pulsations. Durant cette immersion, dans un milieu aériforme et chaud, les douleurs de rhumatisme diminuent dès les premières minutes et ne tardent point à s'assoupir ; de là le désir manifesté par beaucoup de malades de rester dans ce bain plus de temps qu'il ne conviendrait.

Au sortir du bain de vapeurs, le malade doit être transporté dans un lit convenablement chauffé ; la fréquence du pouls diminue peu à peu, tout le corps se couvre d'une sueur douce et inodore, l'état fébrile baisse sensiblement, une chaleur modérée remplace, au bout de quelques instants, l'excitation universelle, et le malade conserve pendant toute la journée un sentiment de bien-être qui, lui faisant aimer ce mode de médication, l'invite à le reprendre sans aucune crainte.

La durée du traitement par les vapeurs est ordinairement de trois à quatre jours. On se repose ensuite pendant deux ou trois jours, en se contentant d'aspirer le gaz, ou bien on a recours aux *bains Ventadour ou artésiens,* selon que l'on doit combattre des pneumonies, des rhumatismes ou des empâtements tuberculeux. Pour les rhumatismes, on revient aux vapeurs à deux ou trois reprises ; pour les tuberculeux, on est obligé d'y recourir maintes et maintes fois : je n'ai pas de règles bien précises à cet égard.

On administre aussi l'eau artésienne en vapeurs, sous forme de douche. Elle tend ainsi à exciter et à faire ramollir un tissu engorgé avec une grande efficacité ; ce puissant moyen, aidé de l'action tout à la fois stimulante et résolutive du bain artésien, procure souvent la guérison de tumeurs dont l'éréthisme, qui survient fréquemment durant l'administration des bains artésiens, eût arrêté la complète résolution. Dirigée sur un ulcère scrofuleux, elle le déterge et l'avive tout à la fois ; aussi voit-on l'empâtement glanduleux tantôt marcher vers la résolution, d'autres fois disparaître par la voie de la suppuration ; mais ce dernier effet, que des malades impatients et indifférents préfèrent quelquefois, peut toujours être évité.

EAU DES ROCHES.

Après avoir employé isolément ou combinés entre eux presque tous les agents métalliques, mon père demanda aux rochers et aux minerais qui l'entouraient leur eau de saturation. En distillant à sec, dans une cornue à gaz, les fragments concassés des roches d'où s'échappent nos sources, et qui sont formés en partie de kaolins pyriteux recouverts par des couches de lias imprégné d'huile de naphte, il obtint une nouvelle eau minérale, d'une très-grande limpidité, et d'une saveur astringente. L'analyse en a été faite par M. Baudrimont, professeur à l'École de pharmacie de Paris. Un litre contient :

Sulfate de protoxyde de fer. . .	0,37320
— de chaux..	0,02738
Carbonate de potasse..	0,01388
Silice.	0,00688
Carbonate de manganèse. . . .	0,00076
Chlorure de sodium.	0,00138
Matières organiques..	Traces.
	0,4254

« Si le carbonate de potasse figure à côté et en présence du sulfate de fer et de chaux, c'est que l'acide carbonique fourni au dosage s'est trouvé dans ces sels solubles, et que sa quantité correspondait exactement à celle de la potasse et de la magnésie.

Paris, le 18 mars 1868.

« Signé : BAUDRIMONT. »

Cette eau vraiment exceptionnelle, présente donc une anomalie chimique, puisque le fer et la potasse s'y trouvent en présence. Pour le thérapeute, elle est également aussi surprenante que pour le chimiste, car, à l'instar d'une espèce de caméléon médical, elle partage les propriétés médicales du fer et de la potasse. Réduite, en effet, à quinze, et encore mieux à vingt-cinq fois son volume, elle constitue l'astringent le plus énergique et le plus doux que je connaisse ; c'est surtout dans les états d'engorgement atonique du vagin et de l'utérus qu'elle opère avec une efficacité remarquable. Cette même eau, ainsi concentrée, peut également résoudre et dissiper des glandes volumineuses, qui auraient résisté à toute autre médication ; c'est sur les sujets profondément strumeux qu'elle réussit le mieux. Mais la présence du fer est un grand inconvénient si la glande est un peu enflammée, et si elle tend au squirrhe il faut alors éliminer ce métal, que je remplace par l'argent.

Les propriétés fondantes de cette eau concentrée seraient bien remarquables, mais je me hâte de faire observer que les frais de cette combinaison sont tels que je ne puis l'employer de la sorte. Je me borne donc toujours à administrer le liquide *ferro-potassique*, sans lui faire opérer aucune réduction secondaire, réservant ces concentrations pour les cas rebelles.

Cette eau est devenue l'excipient de presque toutes mes formules.

MALADIES

QUE GUÉRISSENT LES EAUX DE CELLES

«Toutes les maladies qu'engendrent un lymphatisme exagéré et le vice scrofuleux, ou qui en dérivent, soit qu'elles siégent dans les glandes, sur le trajet des vaisseaux blancs, ou dans les autres tissus qui forment l'enveloppe charnue de la charpente osseuse, soit enfin dans ce tissu osseux lui-même ; adénites ganglionnaires ulcérées ou non, ulcères proprement dits, empâtements celluleux ou organiques, carie tuberculeuse, le mal vertébral de Pott en particulier, tumeurs blanches articulaires, coxalgies, luxations spontanées, ostéomalacie, rachitisme, faiblesse musculaire, cet état de débilité générale qui frappe l'enfance au moment de son développement, et des révolutions humorales surtout. »

«Les engorgements des glandes mammaires, les mammites, suites de nourrissages malheureux, les indurations qui précèdent toujours et conduisent souvent aux dégénérescences organiques squirrheuses et autres, dégénérescences que peut toujours prévenir à Celles un traitement convenable, qu'ont guéries souvent nos méthodes particulières. »

Les maladies du poumon, dues ou non à la présence des tubercules ; les engorgements consécutifs aux fluxions de poitrine, les laryngites et autres affections des voies respiratoires, les pleurésies, les pleurodynies rebelles. Nous avons la conviction de guérir à Celles la phthisie au premier degré, de pouvoir l'enrayer indéfiniment à ses autres périodes, de la soulager toujours, même à ses périodes extrêmes.

«Les maladies de l'utérus et de ses annexes caractérisées par des engorgements plus ou moins chroniques et indurés, soit dans le corps de l'organe, soit dans le col, avec granulations ou altérations, offrant cet état fongueux, indécis, qui fait redouter une dégénérescence organique. (1) »

Nous pourrions annexer ici un nombre considérable d'autres maladies, mais l'établissement de Celles est uniquement consacré aux maladies cancéreuses, scrofuleuses et pulmoniques.

(1) Frachon. Notice médicale sur les eaux de Celles. Grenoble, 1860.

CONSEILS AUX MALADES [1]

Avant de se déterminer à prendre le chemin de Celles, tout malade doit, au préalable, bien connaître le siége de ses souffrances, et, dès son arrivée aux bains, se faire examiner de rechef. Une fois sa position déterminée et le plan de traitement arrêté, il lui importe de ne jamais perdre de vue les conseils divers que je vais tracer pour lui.

1° Les gastro-entérités ne doivent, en débutant, boire les eaux qu'avec beaucoup de circonspection; le plus souvent même il convient de les faire précéder par les bains et les boissons émollientes; car, répétons-le, c'est contre les phleg-masies atoniques que la stimulation des eaux est réellement utile; or, l'on doit toujours appréhender de rencontrer une irritation intestinale larvée tenant encore du caractère aigu.

2° Le bain doit toujours être pris froid plutôt que chaud : c'est une règle générale dont il importe de ne jamais s'écarter. La température du bain dans lequel le malade se trouve bien au premier abord est déjà beaucoup trop élevée; il faut éprouver en s'immergeant une légère sensation de froid, et bientôt on ressent une chaleur agréable, pourvu que l'on ne fasse pas de mouvement. Je n'ai jamais vu un seul accident à la suite d'un bain frais et même d'un froid, tandis qu'un seul bain chaud interrompt le traitement le plus rationnel et le plus régulier; de toute nécessité, le malade est forcé de suspendre momenta-nément sa cure; parfois même la stimulation est beaucoup trop vive, et la saison est complétement perdue. Les bains de l'*Eau des yeux* sont, il est vrai, un contro-stimulant qui me réussit le plus ordinairement pour arrêter l'incitation trop énergique des bains alcalino-gazeux; cependant leur effet est nul quand les bains artésiens ont été pris beaucoup trop

(1) Barrier, 1er Mémoire sur Celles. Valence, 1837.

chauds; il faut donc redouter à Celles le contact de l'eau chaude et braver l'eau froide.

3° La douche doit être prise avec beaucoup de prudence; il convient de chercher une position aussi favorable que possible et d'assujettir avec fixité la partie que l'on se propose de doucher.

4° Pour retirer un bon effet des bains à vapeur, il faut éprouver, durant et après le bain, un sentiment de bien-être; la lassitude, il est vrai, survient après deux ou trois bains; mais cette lassitude n'a rien de pénible, et semble être une conséquence de l'allégement de vos douleurs. La température des vapeurs n'étant pas identique pour les rhumatisants et ceux qui souffrent de la poitrine, ces deux classes de malades ne s'y trouveront point réunies : aux uns, en effet, il faut plus de vapeurs carboniques que de chaleur; aux autres, plus de chaleur que de gaz.

5° Les aspirations gazeuses se pratiquent trois fois par jour pour le même malade; elles ne doivent durer qu'un quart d'heure ou vingt minutes chaque fois; encore faut-il mettre des intervalles entre les aspirations.

Si, malgré cet ensemble de précautions, il survenait, durant le cours du traitement des maux de tête un peu intenses, il ne faudrait pas hésiter à suspendre cette médication et à prendre des pédiluves artésiens, ainsi que des boissons rafraîchissantes à l'intérieur. Si les maux de tête sont vifs et persévérants, il faut ouvrir la veine; ce précepte est quelquefois urgent et n'est jamais à redouter.

Les buveurs d'eau doivent, en juin, juillet, août et septembre, se lever avec le soleil : dans nos climats ce moment est le plus beau de la journée ; il importe d'ailleurs de se promener en buvant les eaux ; or, dès les sept ou huit heures du matin, la chaleur est déjà pénible et mordicante.

Les malades prédisposés aux fluxions cérébrales doivent éviter de sortir au milieu du jour, pendant tout le temps de la canicule; car l'homme d'un tempérament sanguin a autant à craindre de l'excessive ardeur du soleil que le phthisique redoute le froid et l'humidité.

Le climat de Celles est excellent pour les personnes qui souffrent de la poitrine, et nos quatre grands mois d'été sont une saison bien propice pour elles. Ces malades ont peu de précautions à prendre à cette époque; sur la fin de septembre, et surtout en octobre, ils doivent user de beaucoup de ménagement; la promenade à pied ou à cheval sera pour eux proportionnée à l'état de leurs forces ; ils éviteront de sortir les jours d'orages et de grimper sur les hauteurs; un simple courant d'air ou bien la transition du chaud au froid pourrait parfois renouveler pour eux des accidents fort pénibles.

Il convient en été de porter, ici, de grands chapeaux de paille aux ailes étendues; cette coiffure a quelques inconvénients à cause des coups de vent, mais elle est précieuse pour nous protéger contre les rayons du soleil.

Les pneumoniques et les gastro-entérités ne doivent point hésiter, aux approches de changement de saison, de se vêtir de flanelle depuis le cou jnqu'à la plante des pieds. Il ne faut pas attendre d'avoir ressenti le froid, car les premières impressions sont les plus dangereuses; il importe de les éviter avec beaucoup de soin. Les malades, en hiver, ne compteront point le nombre de leurs vêtements, sanss'inquiéter le moins du monde du vestiaire de leurs voisins, parce que les conditions de l'état de santé sont toutes relatives ici-bas.

Les pieds et les mains méritent une attention particulière; il faut redouter le froid dans ces parties; aussi, volontiers j'invite mes malades à porter durant l'hiver doubles souliers, bas de laine, gants et mitaines. Redoutant les brumes et l'humidité encore plus que le froid, le phthisique et le gastrité ne sortiront en hiver que longtemps après le lever du soleil, et rentreront chez eux bien avant l'arrivée de la nuit. Ils auront, enfin, la précaution d'avoir toujours des appartements convenablement chauffés.

Le régime de vie est différent pour les tuberculeux et les gastro-entérités ; je prescris aux premiers une nourriture copieuse, substantielle et tonique. Je soumets pendant longtemps les secondes à un régime rigoureux et sévère. Pour tous mes malades, je prohibe les viandes noires ou salées, les ragoûts

épicés, les légumes excitants et de difficile digestion ; les fritû-
res, les pâtisseries sont rarement tolérés ; enfin le café et les li-
queurs sont ici proscrits avec sévérité. A Celles, le lait convient
presque à tout le monde, car les eaux jouissent de la pro-
priété de le faire passer à merveille ; or, lorsqu'il ne pèse point
sur l'estomac, c'est le meilleur des aliments. Aux tuberculeux
j'ordonne les bouillons et les viandes de bœuf, de mouton ou
de volaille. Le poisson et les légumes frais conviennent à la
grande majorité des baigneurs. Parmi les fruits, il faut pres-
crire l'abricot, et se méfier de la figue ; la fraise et le raisin
sont les seuls avantageux ; encore faut-il qu'ils soient parfaitement mûrs. Je recommande le vin de bonne qualité à tous les
tuberculeux ; il est parfois utile, pour faciliter la digestion, de
le couper avec les eaux gazeuses.

Je prescris bien souvent l'abstinence la plus grande aux
gastrités ; presque toujours je les prive de vin, et fréquemment
j'interdis même l'usage du pain ; j'ai tenu des malades à ce
régime durant plusieurs mois, et même des années entières :
leur guérison fut le fruit de leur docilité. Du lait, des œufs
frais et mollets, quelques légumes, le raisin, des fruits acidules
et bien mûrs, des boissons adoucissantes, voilà le genre de
nourriture le plus familier aux gastrités. Peu à peu ils échappent à des indications aussi sévères, mais ils ne doivent le faire
que très-lentement.

Parfois les baigneurs se croient plus fatigués sur la fin
de leur traitement ; qu'ils se tranquillisent cependant : après
la chute de la surexcitation du système vasculaire sanguin, ils
seront agréablement surpris de ressentir un bien-être qu'ils
n'osaient plus espérer. Le système celluleux, en effet, est le
plus ordinairement délivré des empâtements qui l'obstruaient
sur divers points, et le malade obtient une guérison radicale
qu'il rapporte ordinairement à quelque médication insigni-
fiante ; tandis que, dans la réalité, c'est aux eaux seules que
doit revenir l'honneur de sa cure. Il est constant pour moi,
et bien des faits me le démontrent, que les eaux de Celles tra-
vaillent activement un malade durant cinq ou six mois, lorsque le traitement a été de trente à quarante jours. »

APERÇU DES TRAITEMENTS SPÉCIAUX
DE CELLES [1]

CANCER.

Le cancer ayant son point de départ selon le trajet des glandes conglobées, en dehors par conséquent du système circulatoire et hors de l'influence de nos appareils électro-moteurs, il importe, pour agir plus directement sur lui, de l'attaquer par la voie iatraleptique. Les traînées des vaisseaux absorbants conduisent immédiatement le principe médicamenteux sur les noyaux engorgés, ce qui n'empêche pas de l'introduire aussi par la voie stomacale, mais en craignant toujours de réagir sur ce viscère, ainsi que sur tous les appareils de la physique animale. Les molécules médicamenteuses doivent, d'après mes plans de curation, pour être opposées aux scrofules, ainsi qu'au cancer, se glisser à la sourdine dans les mailles de nos tissus. Mes recherches, mes expérimentations m'ont mis dans le cas de redouter toute excitation générale. Il faut absolument que la dissolution des molécules albumino-plastiques, qui composent la substance du cancer, s'opère par des réacteurs occultes, et dans le secret du système capillaire. Sous l'influence des sels d'argent, co-associés tour à tour avec les sels de plomb et de bismuth ou avec l'oxyde stannique, réactionnés par les sels alcalins de la source artésienne et administrés par la voie iatraleptique, on voit ces molécules albumino-plastiques qui soudent toutes les fibres du cancer, se résorber peu à peu. L'évaporation bien lente, il est vrai, mais constante de la matière cancéreuse, permet à l'organe, en apparence détruit,

(1) Barrier, 3e mémoire sur Celles. Paris, 1856.

de reprendre à la longue l'aspect et la consistance qui lui sont propres. L'ordre se rétablit partout, les vaisseaux semi-hypertrophiés ambiants, de l'état cancéreux, se contractent de nouveau, redeviennent aussi petits et aussi flexibles qu'auparavant. Le cancer est donc curable, pourvu que ses tissus ne soient pas parvenus à une dégénération extrême. Dans ce dernier cas, les indurations concomitantes d'une tumeur en pleine suppuration peuvent se résoudre encore, et le vrai cancer se limiter, se pédonculer et devenir accessible aux procédés chirurgicaux.

SCROFULE.

L'expérience m'a appris depuis longues années que les scrofuleux appètent la boisson et les bains de mes eaux alcalines, et qu'au contraire ils dédaignent mes eaux ferrugineuses. L'instinct décèle donc l'indication thérapeutique que le praticien est appelé à remplir.

C'est au *carbonate de potasse,* que contiennent les sources Artésienne et Ventadour, que j'attribue une grande valeur dans la médication de l'engorgement des glandes conglobées, et de toutes les formes de l'affection tuberculeuse. Ce principe alcalin convient surtout lorsqu'il existe une certaine mollesse tuberculeuse des parenchymes osseux, comme dans le mal de Pott, auquel les eaux artésiennes conviennent admirablement.

Si les glandes conglobées ont acquis une certaine consistance, si elles approchent d'une dureté assez remarquable pour inspirer l'idée d'une opération chirurgicale, alors j'associe les sels métalliques à la médication par les eaux.

L'*or,* pendant longtemps, a été mon agent favori, aujourd'hui c'est *le cuivre* (corps éminemment idio-électrique, très soluble par conséquent, avec la lymphe, et en opposition directe avec l'ana-électrisme des scrofules Une longue expérience m'a fait voir que ce métal est le plus précieux de tous les modificateurs de l'affection strumeuse. Les sels de cuivre dulcifiés ou activés, suivant les circonstances, par les sels de plomb, de bismuth ou d'étain, sont propres à remplir toutes les indications que le praticien peut avoir en vue.

Pour ne pas fatiguer l'économie par des excitations intempestives, j'administre toujours ces composés divers par la voie iatraleptique ; et ces agents se rendent directement au système des glandes conglobées, sans fatiguer par leur présence les voies stomacales.

Un sel de cuivre légèrement acidulé, et les propriétés alcalines des eaux de Celles, tel est le mode de traitement que je mets chaque jour en opposition aux médications de l'iode et de l'huile de foie de morue.

PHTHISIE PULMONAIRE.

Le gaz acide carbonique a une grande influence dans les médications de la phthisie pulmonaire. Je ne prétends pas que le gaz acide carbonique soit, à lui seul, un agent curatif de la phthisie, mais c'est un puissant auxiliaire, que tous les phthisiques aspirent avec bonheur, alors surtout que l'expectoration est plus abondante et plus humide.

Le gaz acide carbonique, quel qu'il soit, ne peut assurément faire résoudre des tubercules bien établis, mais les agents qui sont propres à combattre les affections scrofuleuses peuvent lui être associés. L'usage de l'huile de foie de morue, si prodigué dans ces occasions, donne nécessairement gain de cause aux médications, que je présente comme devant être le heureuses rivales du liquide si prôné de nos jours.

En me résumant, j'affirme que l'argent est aux tumeurs squirrheuses, ce que le cuivre est aux lésions scrofuleuses, et le fer à la chlorose ; dans les deux premiers cas, c'est toujours dans la profondeur des organes, dans les replis cachés du système lymphatique qu'il importe d'agir, en craignant toujours d'émouvoir, d'impressionner la colonne sanguine, ainsi que les divers outillages de l'organisme.

OBSERVATIONS.

Cette lettre de Mme Lapteff, née princesse Gortchakoff, a paru dans le journal *le Nord :*

« Monsieur le rédacteur,

« Votre obligeance et votre impartialité bien connues m'enhardissent à vous prier d'accorder une place à ces quelques lignes dans votre estimable journal, uniquement dans un but philanthropique. En 1857, j'obtins une guérison radicale après trois mois de traitement ici, d'un mal réputé incurable, une glande très-forte au sein, et qui me préoccupait d'autant plus que ma mère avait succombé à un squirrhe. Avec l'âge, mon mal avait pris des proportions alarmantes, les bains de Kreuznach ne firent qu'augmenter ma souffrance. Grâce au traitement que me fit suivre le Dr Barrier, le mal disparut. Je voulais par la publicité lui en témoigner ma gratitude; par malheur il mourut la même année.

« Cet été, me trouvant dans le cas de visiter les lieux de ma guérison, je m'y rendis, tant pour y puiser de nouvelles forces, que pour juger si le traitement s'y continuait d'après la méthode Barrier; j'y ai trouvé son continuateur depuis cinq ans, lequel a déjà obtenu de grands succès, dans les maladies cancéreuses, pulmonaires et surtout scrofuleuses. Et quand je vois ce troupeau d'enfants malades qu'on amène de Russie dans d'autres établissements de bains, sans y obtenir de guérison radicale, j'ai cru de mon devoir d'éclairer mes compatriotes, en leur faisant connaître les bains de Celles, près de Lyon, dans l'Ardèche, où j'ai vu tant de guérisons miraculeuses dans ce genre de maladies.

« Agréez, monsieur .le Rédacteur, l'assurance de mon estime.

« SOPHIE LAPTEFF,
« Née princesse GORTCHAKOFF.

« Celles-les-Bains, 10 septembre 186?. »

Depuis cette époque nous avons fréquemment des nouvelles de Mme Lapteff. Dans ce moment même, Mme la comtesse Pawloff, sa fille, est venue passer quelques jours auprès de nous. Mme Lapteff jouit toujours de la meilleure santé.

MARQUISE DE M***.

Mme de M***, des environs de Châtillon-sur-Seine (Côte-d'Or), était âgée de 47 ans, lors de son arrivée à Celles, le 20 juin 1839. Cette dame, d'un tempérament lymphatique et d'une constitution robuste, avait eu des glandes engorgées sur la région cervicale, selon le trajet des jugulaires, dans le cours de son enfance. Mère de trois enfants, Mme de M*** eut une existence heureuse jusqu'à l'âge du retour; mais alors apparut une glande dans le sein gauche; cette glande se convertit en vrai cancer et fut opérée par Amussat, en présence du professeur Récamier. Le caractère cancéreux de la tumeur extirpée fut dûment établi en présence de plusieurs médecins ; le volume était probablement considérable, car toute la mamelle fut enlevée, et la cicatrice traverse la franche moitié de la région antérieure du thorax. La cicatrice s'établit assez vite, mais peu de temps après les débris restants de la mamelle s'engorgèrent, les bords de la cicatrice se cordelèrent et présentèrent çà et là des nodosités très-inégales, dont quelques-unes étaient aussi grosses que de petites châtaignes ; la cicatrice présentait de nombreuses gerçures; enfin quelques rares douleurs lancinantes donnaient à la malade les plus vives inquiétudes; inquiétudes accrues par des douleurs utérines produites par l'engorgement squirrheux du col de la matrice.

PRESCRIPTIONS. — *Médications auro-argentique, co-associées avec l'administration des eaux et des bains : pansements de la matrice avec une préparation plombo-bismuthique.*

Les progrès évidents de ce traitement captèrent bientôt la confiance de la malade, qui le suivit sans interruption, et avec la plus grande régularité, pendant trois mois. Vers la mi-septembre, la cicatrice était aussi lisse et aussi blanche que possible; la mamelle restante avait toute la souplesse désirable, et l'engorgement utérin n'existait plus.

Cette guérison eut un grand retentissement ; elle me valut, en 1840, une nombreuse clientèle de malades, dont un grand nombre envoyés de Paris. Mme de M*** fut une des premières à se rendre auprès de moi. Malheureusement, je remplaçai mes préparations auro-argentiques, par des stanno-auriques, et je n'eus que des revers ; cependant Mme de M*** était guérie, mais elle n'avait pas retrouvé à Celles la quiétude de l'année précédente.

En 1843, Mme de M*** revint à Celles pour se faire traiter d'une nouvelle glande, qui s'était manifestée dans l'autre sein, et d'empâtements nombreux de très-petites glandes, qui se manifestaient çà et là en paquets dans les tissus graisseux, principalement dans le creux des aisselles et sur la face interne des bras. Elle y est revenue pour la même cause en 1845, 46, 47, 49 et 51 ; elle y a subi les divers traitements mis en pratique à ces époques, en refusant toujours cependant de prendre des pilules et d'autres médicaments internes. Elle a donc été traitée constamment par les bains et la méthode iatraleptique, principalement par des frictions sous la plante des pieds, administrées sous l'influence de l'électricité. Toutes ces médications ont constamment amélioré l'état de la glande du sein droit, ainsi que toutes les granulations, sans les dissiper entièrement. La santé a toujours eu une direction avantageuse, et la malade, habituée à ses glandules, se bornait, par des traitements toujours incomplets, à obtenir un résultat suffisant sous le rapport de l'équilibre organique, mais jamais complet.

Durant ce long intervalle, Mme de M*** a eu de fréquentes inquiétudes sur son avenir, principalement à l'époque de la fin de l'évolution mensuelle. Elle eut alors des battements de cœur et des maux de tête si intenses, qu'oubliant les glandes et les concrétions graisseuses, je me vis dans la nécessité d'appliquer mon traitement arsenical, soutenu par un large cautère mis sur la région de cœur.

Cette médication fut couronnée d'un plein succès, mais la glande n'en fut point modifiée.

Revenue à Celles, le 9 juin 1853, Mme de M*** portait au sein droit une glande douloureuse au toucher, et du volume d'un œuf aplati ; ses paquets, glanduleux étaient volumineux et disséminés çà et là. La malade, résignée à son sort, ne me demandait qu'une amélioration analogue à celle des années précédentes ; en me disant qu'elle seule survivait depuis longtemps. aux suites de son opération, tandis que toutes les personnes, opérées en même temps qu'elle, avaient succombé depuis longtemps.

M. Amussat, en effet, avait opéré quatre malades le même jour ; Mme de M*** était la plus malade, et seule pourtant elle vivait depuis quinze ans, tandis que les trois autres avaient succombé depuis longues années.

Sous l'influence de mes nouvelles préparations son état s'améliora à vue d'œil, et deux mois plus tard elle nous quittait *enfin complétement guérie.*

Mme de M*** ayant appris que je prenais cet été (1868) la direction de l'établissement, fondé par mon père, lequel était à peu près tombé dans l'oubli, a été une des premières personnes à accourir auprès de moi. Mais ce n'était que par *reconnaissance,* et pour m'engager à poursuivre courageusement l'œuvre de mon père.

Madame Castanier.

Enorme tumeur cancéreuse de la mamelle droite. — Atrophie du sein gauche.

Cette observation est d'autant plus digne d'intérêt qu'elle s'est terminée par voie de suppuration, à force de persévérance dans des médications très-bénignes ; tandis que j'ai vu maintes fois la tumeur s'irriter, durcir, se bosseler et prête à passer à l'état d'aggravement très-menaçant, quand j'ai voulu soumettre la malade à l'influence de modificateurs un peu actifs ; l'argent même n'a pu être administré qu'avec beaucoup de réserve.

Cette observation offre, à mes yeux, un si grand intérêt que je la donne avec plus de détails que les autres.

Mme Castanier, de Tonneins, près Bordeaux, femme d'un sous-intendant militaire, était âgée de 33 ans, lors de son arrivée à Celles, le 8 août 1839. D'un tempérament sanguin, d'une constitution robusté, issue de parents sains, elle avait joui d'une santé parfaite pendant son enfance et sa jeunesse. Mariée à dix-huit ans, elle eut plusieurs couches heureuses. Mais ayant habité, depuis sa vingtième année jusqu'à sa vingt-huitième, un pays marécageux (les landes des environs de Bordeaux), elle contracta des fièvres intermittentes très-rebelles, qui résistèrent à toutes les préparations de quinquina, se maintinrent pendant quatre ans, et cédèrent enfin au bouillon de poulet, avec addition de divers herbages.

En 1834, la malade eut (pour me servir de ses expressions) un coup d'air sur les seins, qui détermina l'engorgement de ces organes. Cette première affection guérit sous l'influence de la chaleur et des cataplasmes émollients. En 1837, Mme Castanier, qui habitait alors Alger, contracta un engorgement indolent, lent dans sa marche, et pourtant progressif du sein droit. Le sein gauche s'atrophia progressivement, au fur et à mesure du développement de son organe similaire.

Appelée à Gap, Mme Castanier eut recours aux soins éclairés de mon très-honoré confrère le Dr Roubeau, qui déclara que les eaux de Celles étaient seules capables de dissiper un pareil engorgement. Effrayée de son état, la malade se rendit à Paris, où elle se mit sous la direction de Marjolin qui, pendant huit mois, lui prodigua ses soins. Mais la tumeur prit un développement énorme, sans changer de caractère, et le mot opération fut prononcé comme dernière ressource. En désespoir de cause, Mme Castanier se rendit à Celles, où elle arriva le 5 août 1839.

Etat de la malade. — Le sein droit est rond, dur et très-compacte ; il offre le volume d'une grosse boule ; son poids fatigue beaucoup la malade, qui est obligée de le suspendre à l'aide d'un foulard, de le soutenir avec ses deux mains lorsqu'elle marche, et d'avoir les yeux constamment fixés devant elle, de peur de heurter même une petite pierre. Le sein gauche est complétement atrophié ; une peau desséchée adhère immédiatement sur les côtes ; on dirait qu'il n'existe aucune trace de la glande mammaire. Dans la région épigastrique, un peu vers le côté gauche, on observe une tumeur glanduleuse oblongue, de 15 à 16 centimètres longueur, sur 45 millimètres de diamètre. La partie supérieure du tronc, l'épaule et le bras droits sont très-maigres et dans une sorte d'atrophie. Les fonctions animales sont d'ailleurs dans un état satisfaisant.

PRESCRIPTION. *Bains artésiens bouillis; frictions sous la plante des pieds avec la préparation zinco-auro-argentique, et sur le sein squirrheux, alternativement avec les préparations tour à tour plombo-bismuthique ou plombo-bismutho-stannique.*

La position de la malade s'améliora sous l'influence de cette médication. Et, le 30 mars 1840, elle écrivait au Dr Dissez, alors chirurgien aide-major de service à l'hôpital du Gros-Caillou, en le priant de communiquer sa lettre à Marjolin :

« Lorsque j'arrivais à Celles, mon sein avait la consistance d'une grosse rave tournant au bois ou à la pierre ; depuis, il est devenu cordes solides enlaçant des glandes ramollies, puis ces cordes se sont rompues, et métamorphosées en gros filets élastiques, laissant passer les glandes ramollies comme les pépins d'une grenade dans leurs filets. Maintenant ces glandes sont comme le levain dans la pâte, se gonflent en se ramollissant, rompent et fendent le filet qui les enveloppe, puis elles baissent sans diminuer assez. Il est évident que ce sein restera gonflé, quoique mou, jusqu'à parfaite guérison. Je ne souffre point du tout ; ma santé générale est parfaite. Il y a quelque temps, la plus légère occupation des mains me fatiguait; une promenade d'un quart d'heure avait une fâcheuse influence sur mon sein, en y portant le sang. Le 20 mars, me trouvant fort bien et le temps étant très-beau, je fis une promenade de deux lieues, sans ressentir la moindre fatigue; mon sein resta calme, sans rougeur, ni gonflement. Depuis, je me promène beaucoup. Il fait très-chaud; cela me fait du bien. Toute autre indisposition a passé. Le sein gauche, qui s'absorbait tout entier dans l'autre, ma poitrine, mes bras, qui se desséchaient, sont en bon état comme toute ma personne. Le flanc gauche, dont je me plaignais sans cesse depuis *douze ans*, et que j'accuse de tout, après avoir subi les mêmes alternatives que mon

sein, quoique d'une manière moins apparente, m'a plus vivement incommodée pendant quelques jours, puis s'est entièrement calmé, et tout a disparu. Depuis deux mois, je n'ai plus
rien là, et les fonctions digestives se sont naturellement réta-
blies. Encore un peu de patience, et je verrai la fin de tous
mes maux... »

En juillet 1840, j'eus la visite de M. le Dr Levaillant, alors
premier aide d'Amussat. Il vit Mme Castanier, et, malgré les
améliorations obtenues, il lui conseilla fortement de se faire
amputer, en lui disant qu'on n'avait jamais vu guérir de tumeur pareille. Plus de vingt médecins, très-distingués, qui ont
vu tour à tour la malade, lui ont tenu à peu près le même
langage. Mais, dans les derniers temps, mes confrères, étonnés
des modifications survenues dans la tumeur, me prièrent de
les tenir au courant de ce qui adviendrait.

Quelles que fussent, en somme, les opinions des médecins qui
connurent l'état de Mme Castanier, je ne mettais pas en doute le
genre de modifications que devait subir sa glande. Croyant
hâter son traitement, je lui prescrivis d'autres préparations
argentiques. L'effet de cette conversion thérapeutique fut tout
à fait opposé à celui que j'attendais. Bientôt le sein droit redevint compacte, dur, bosselé et douloureux à l'intérieur; le
gauche se concréta, se bossela et fut sujet aussi à des douleurs
lancinantes et formicantes ; des souffrances intestinales s'éta-
blirent de nouveau ; enfin la malade maigrit ; un certain décou-
ragement s'empara d'elle, mais sa confiance ne fut pas un instant ébranlée, et elle me déclara l'intention formelle où elle
était de guérir ou de mourir entre mes mains.

Je fis suspendre toute espèce de médication durant l'espace
de deux mois. L'état de la malade fut stationnaire, et je con-
servai les plus vives inquiétudes. Je revins alors aux prescriptions de 1839. Sous leur influence, les améliorations primi-
tives se rétablirent, l'espoir revint à la malade. L'hiver fut
bon, très-bon; mais, trouvant mes médications trop lentes, je
prescrivis, en avril 1841, des préparations cuivriques, dans
l'espérance de déterminer la résolution d'une tumeur déjà bien
ramollie. Des douleurs insolites ne tardèrent pas à s'établir

dans l'organe malade; les symptômes généraux devinrent très-fâcheux; l'amaigrissement se prononça, et la concrétion générale n'eût pas tardé à s'établir, si je n'eusse d'abord suspendu toute espèce de médicaments pour recourir de nouveau aux préparations de 1839, qui rendirent, pour la troisième fois, assez de calme à la malade, pour que je lui permisse une suspension totale de tous remèdes, depuis le 1er juillet jusqu'au 15 octobre. De retour à Celles, vers le milieu de l'automne, je lui prescrivis des préparations stanno-argentiques, concurremment avec les préparations plombo-bismutho-stanniques modifiées. Dès les premières applications de ces agents, elle éprouva dans son sein une sorte de quiétude, qui fut promptement suivie d'un ramollissement plus considérable que jamais. Les nos 91 et 99 cependant ne tardèrent pas à prouver des maux de tête assez intenses, qui me forcèrent à les suspendre.

En avril 1842, je fis pratiquer les frictions n° 91 sous l'influence électrique, et le ramollissement fut, peu de temps après, plus manifeste que jamais. Ces médications furent continuées jusque vers le milieu de juin 1842, époque où je reçus la visite du Dr Roubeaux, qui écrivait peu de temps après à Mme Castanier la lettre ci-dessous :

« Madame,

« Vous avez désiré connaître ma pensée sur les changements survenus dans votre maladie. Je m'empresse de satisfaire au vœu que vous m'avez exprimé, et je vous répondrai avec la plus grande franchise.

« Au moment où vous avez quitté Gap (novembre 1838), votre maladie était très-grave, et, malgré tous les traitements, je crois qu'elle fût devenue mortelle, si, au lieu d'être jeune, vous eussiez eu de quarante-cinq à cinquante ans.

« Il ne paraît pas, madame, qu'elle ait fait aucun pas vers la guérison, bien au contraire, pendant le séjour assez long que vous avez fait à Paris; et cependant vous étiez entourée de tout ce que la science compte de plus renommé en fait de praticiens.

« J'ignore dans quelle position vous êtes arrivée aux eaux de Celles; il fallait cependant qu'elle fût bien grave, puisqu'il n'était question de rien moins que de vous enlever le sein.

« Aujourd'hui, tout est bien changé. Ces glandes, ou, pour parler un langage médical, cet engorgement que j'ai vu si dur, de consistance presque pierreuse, s'est peu à peu fondu, sans cependant se résoudre, et c'est cette terminaison, par suppuration, qui doit avoir donné lieu à cette énorme collection de liquide, que vous avez dans le sein, et qui peut être évaluée à au moins un litre.

« Quand je dis, madame, que l'engorgement que j'ai vu s'est terminé par suppuration, ceci mérite un commentaire.

« Tel qu'il était à votre départ de Gap, et par les moyens ordinaires de la science, cet engorgement n'était pas de nature à donner lieu à une collection séreuse ou séro-caséeuse, comme je suppose qu'est celle que vous portez aujourd'hui. Cet engorgement devait se terminer par ulcération, et l'ulcère gagner de proche en proche, jusqu'à ce que votre santé, complétement ruinée par l'infection que la sanie qui en aurait découlé aurait transportée dans la circulation, votre fin fût arrivée au milieu d'horribles souffrances. Pour obtenir le résultat actuel, il a donc fallu que les tissus malades se modifiassent au point de changer complétement de nature. Je ne connais pas les moyens employés, mais c'est une magnifique conquête pour la science, que cette transformation opérée par M. Barrier. Du reste, elle n'est pas la seule, puisque vous avez en ce moment sous les yeux, aux eaux de Celles, plusieurs cancers, dont quelques-uns étaient même déjà ulcérés, qui sont, ou presque complétement guéris, ou en superbe voie de cicatrisation.

« Mais revenons à vous, madame. Cette énorme poche que vous portez au sein devra s'ouvrir, si l'on ne préfère donner issue au liquide, au moyen d'un petit bistouri. Espérer qu'après la sortie de ce liquide vous soyez complétement rétablie, serait, je le crois, une illusion; car, bien que le mal soit tout à fait local, je n'oserais compter qu'il ne restât quelques petites duretés à fondre, et dont j'ose vous donner le conseil de vous débarrasser en entier pendant que vous êtes à Celles; car, pour les maladies du sein, il faut, à mon avis, donner le moins possible à l'avenir.

« Voilà, madame, mon opinion bien franche, telle que vous la désirez. Veuillez bien croire, je vous prie, madame, à toute ma sympathie, etc.   ADRIEN ROUBEAU. »

Au mois de septembre Mme Castanier se rendit à Mont-de-Marsan. Je lui avais fait promettre de ne pas différer à faire pratiquer la ponction. Le 23 décembre 1842, je recevais la lettre suivante :

« Pour la première fois depuis l'opération pratiquée à mon sein, je puis tenir la plume, monsieur et cher docteur, et vous voyez que c'est pour vous. Je voudrais à la fois vous exprimer toute ma joie, toute ma reconnaissance, vous raconter tout ce qui s'est passé, l'admiration et le bonheur des personnes qui m'entourent. Mais comment l'entreprendre aujourd'hui ? Mes forces me le permettront-elles ? Je ne pus faire pratiquer l'opération que vous m'aviez prescrite en arrivant à Mont-de-Marsan, à cause de la présence de mes enfants. Dès qu'ils furent partis pour le collége, mon mari fut saisi d'une attaque de goutte qui nous retarda encore un mois dans cette entreprise. Enfin, l'instant venu, confiante dans le chirurgien qui soignait ordinairement mon mari, je décidai cette opération, exigeant que personne n'en fût instruit que mon mari.

« La fluctuation rendait toujours plus évidente la présence d'un liquide intérieur ; mais quelle était la nature de ce liquide?... Le chirurgien se tint prêt à tout événement.

« Le samedi 10 décembre (dix-huitième anniversaire de mon mariage), à neuf heures du matin, M. Lartigaux ouvrit cette énorme tumeur. D'abord, à l'aide d'une aiguille à cataracte, il fit une incision à moitié hauteur au-dessous du mamelon. Cette incision ne produisit que quelques gouttelettes de sang. Il prit alors le bistouri et pratiqua une plus vaste ouverture de 4 centimètres de profondeur à peu près; un sang un peu gâté coula goutte à goutte. Cette chair, en l'incisant me parut avoir la consistance de celle d'un melon qui n'est pas mûr; l'instrument me semblait de glace et la coupure de feu; voilà mes

4

impressions que je discernai parfaitement, grâce au sang-froid que le bon Dieu a bien voulu m'accorder pendant ce douloureux traitement. Pensant avec raison que la poche contenant le liquide n'avait pas encore été atteinte, le docteur plongea de nouveau le bistouri dans la plaie, et cette fois la liqueur jaillit : on eût dit du sang mêlé de café noir ; nulle odeur, nulle fumée. Je sentais, sous la pression de mes doigts et sans douleur, le sein se vider comme une outre. Il en coula à peu près et au moins un litre. Je me trouvai soulagée du poids. Le sein s'était beaucoup affaissé ; mais l'épaisseur qu'il avait fallu percer vous dit assez qu'il était encore gros. On couvrit l'ouverture de charpie frottée de cérat. On enveloppa mon sein d'un cataplasme tiède de farine de lin, de flanelles, et on le consolida par un foulard attaché à mon cou.

« Pendant trois jours, je n'éprouvai plus aucune souffrance. Chaque fois que l'on changeait mon cataplasme, cette matière sanglante jaillissait de mon sein. Le docteur craignait un peu que le sang vînt de l'intérieur. Au premier moment après l'opération, il s'était écrié : « Ce n'est pas un kyste ; c'est un squirrhe fondu ! C'est admirable, miraculeux, inouï !.... »

« Le soir du troisième jour commencèrent des souffrances plus vives, qui me causèrent la fièvre et un état nerveux fort pénible. Le lendemain, il sortit de mon sein des matières épaisses, puantes et comme de la filasse ou de la chair pourrie et sanglante. Mon mari, fort alarmé, fit venir M. Bancal, le plus fameux chirurgien de Bordeaux. On me dit que c'était par hasard, mais je n'y croyais pas trop. Il entra dans ma chambre, à peine annoncé, accompagné des deux premiers médecins de la ville, MM. Lartigaux et Dufau. Leur présence me terrifia ; je crus qu'on allait décider de mon sort, et que c'en était fait de votre avis.

« .... Les réflexions les plus promptes se succédèrent dans mon esprit, et sentant que M. Bancal allait décider de tout, je fixai sur lui des yeux scrutateurs. Il s'en aperçut, et le regard de la plus sublime sympathie, celui qui dévoile l'homme de génie qui sent et comprend tout, répondit à mon investigation. Il vit son triomphe ; il comprit que cette confiance si néces-

saire de la part du malade lui était acquise. Il nous demanda
quelques heures de réflexion. Quelques heures après il revint,
lui prêt à agir et moi à me soumettre. Avec une sonde il par-
courut l'intérieur du sein, et nous montra qu'il n'y existait
aucune poche; les détritus, le sang qui sortaient à flocons, étant
évidemment le mauvais principe contenu dans le sein qui
s'écoulait. M. Bancal supprima tout d'abord les embrocations
d'huile tiède, les cataplasmes, etc. Après avoir reconnu cet
intérieur, pour faciliter et assurer l'évacuation, il continua, à
l'aide du bistouri, la première ouverture et lui donna environ
6 centimètres d'étendue. De là sortirent à gros flocons tous les
amas de pourriture infecte contenus dans ce sein, puis un rare
liquide rouge, puis enfin une eau blanche, laiteuse et mêlée
d'une sorte de purée à peu près inodore. Voilà le présent.

« J'ai été pendant trois jours baignée dans mon lit de ce qui
coulait de mon sein, et je croirais bien qu'il en est coulé au
moins cinq ou six litres, toujours de cette apparence sanglante.

« Mon mari arrive dans ma chambre, me gronde et m'assure
qu'il vous a écrit hier. J'en suis fort contente : cela suppléera
à ce que je ne vous dis point; mais je vous envoie également
ma lettre, persuadée que, dans une circonstance aussi intéressante pour la science, elle ne sera pas de trop.

« Le front de M. Bancal, pendant les deux jours qu'il m'a
soignée, se couvrait de sueur à chaque pansement, et en voyant
le tour merveilleux que prenait cette crise, il s'écriait, dans
des transports de joie : « C'est merveilleux! c'est admirable !...
une position si grave ! une terminaison si simple, si heureuse!... C'est merveilleux ! » — « Et moi, cher docteur, je
recueillais ces paroles dans mon cœur pour vous les transmettre, car je ne voulais blesser la susceptibilité de personne ;
et quant au célèbre praticien qui me donnait ses soins, je res-
pectais sa pensée qui ne pouvait être celle du vulgaire, et
qui sans doute vous rendait justice. Car, vous le pensez bien
cher docteur, il m'était trop facile de leur dire : Est-ce votre
charpie imbibée de cérat, votre eau chlorurée en injections

pour tenir la plaie propre, vos deux coups de bistouri qui m'ont conduite là?

« Je leur ai laissé ce chapitre à méditer.

« Mon mari, ma famille, sont bien persuadés que je vous dois la vie : tous remplissent mon cœur de joie en me le répétant; car vous savez bien, et tout le monde peut comprendre combien je suis reconnaissante.

« J'ai bien fait, dans ce moment décisif, de venir près de mon mari : il a été admirable pour moi; et je suis vraiment fort heureuse.

« Je vous dirai encore qu'en me quittant, et après m'avoir dit les choses les plus flatteuses, M. Bancal m'a embrassée. Il semble que ma guérison soit un triomphe qui l'intéresse bien vivement.

« Ne me grondez pas de vous avoir si mal et si longuement écrit; mais je suis au lit couchée, et dès que j'ai eu commencé, cela a coulé de source. Répondez-moi, s'il vous plaît, à moi-même, afin que j'aie le plaisir de lire une lettre de votre main.

« Voulez-vous que nous vous envoyions un flacon de liquide inodore trouvé à l'ouverture de mon sein? Je le fis réserver de suite pour vous : les préoccupations sont cause qu'on l'a oublié, mais il est là. Du reste, j'ai réclamé l'analyse faite par le pharmacien et le Dr Lartigaux.

« Vous savez dans quels sentiments, etc. »

Vers la mi-janvier je reçus simultanément deux lettres des Drs Lartigaux et Dufau :

« Mont-de-Marsan, 11 janvier 1843.

« Mme Castanier est arrivée à Mont-de-Marsan avec une affection au sein droit, datant de cinq ans, et dont le diagnostic, le traitement et la marche ont été fort divers, d'après le narré qui nous a été fait. Pour M. le Dr Barrier, tous ces détails antérieurs sont parfaitement inutiles, puisqu'il les connaît mieux que le soussigné, et qu'il peut les juger tout aussi bien que lui.

« Avant l'arrivée de Mme Castanier dans notre ville, la fluctuation de son énorme tumeur avait été constatée, et son ouverture avait été décidée. Fort de ces antécédents, et bien convaincu moi-même de la fluctuation de ce globe d'une nouvelle nature, dont le revêtement ne présentait aucune altération, et qui n'occasionnait à Mme Castanier d'autre douleur que celle que devait faire éprouver l'embarras de son étendue et de sa pesanteur, je me décidai, le 10 décembre, à neuf heures du matin, à en faire l'ouverture, avec hésitation pourtant, car la fluctuation était trop évidente, trop sensible dans toute l'étendue de la tumeur, pour me laisser croire qu'elle renfermât du pus, et son défaut de transparence ne me permettait pas non plus d'admettre que ce fût de la sérosité, du moins limpide. Mon premier examen m'avait donné l'idée d'un kyste séreux. Maintenant je redoutais une tumeur sanguine; et, dans ce dernier cas, cette tumeur une fois ouverte, la situation pouvait devenir embarrassante. Dans cette incertitude, qui pouvait faire hésiter le plus hardi et le plus expérimenté, j'enfonçai à la partie la plus déclive, dans la profondeur de 15 à 18 millimètres environ, une lame étroite, et il s'écoula, en bavant, 15 ou 18 grammes à peu près d'un sang noir et épais, provenant évidemment de l'incision des téguments et du tissu cellulaire sous-jacent engorgés.

« Convaincu que je n'étais pas arrivé dans la tumeur, et voulant enfin en finir avec ce secret de cinq années, je plongeai de nouveau le bistouri dans le fond de la plaie, et aussitôt je sentis et j'entendis, si je puis m'exprimer ainsi, la section d'une membrane fibreuse ; au même instant aussi survint un jet considérable et continu qui fournit un kilogramme et quart d'un liquide d'un brun foncé, d'une apparence parfaitement homogène, sans odeur, fumant comme le sang qui sort d'une veine. Ce liquide, en se refroidissant, ne s'est point coagulé, mais il a déposé une grande quantité de *cruor*, que l'analyse chimique a parfaitement démontré : sa proportion était de 2/5 environ. Le reste du liquide, d'une couleur brune, s'est coagulé à l'instant par l'ébullition, preuve évidente de sa nature albumineuse. M. Dive, habile chimiste, mon honorable confrère M. Dufau, et moi, n'avons pu nous refuser à reconnaître la nature sanguine de ce liquide, ayant, il est vrai, éprouvé un commencement de décomposition. Mais d'où vient-il? Le sein, ou, pour mieux dire, le globe énorme qui le remplaçait, avait diminué des 4/5.

« Il est évident que s'il y a des tissus fongueux qui alimentent cette tumeur, ou bien des radicules veineuses qui aient rempli cet énorme kyste, la ponction n'aura point été un moyen de guérison, mais plutôt un moyen d'exploration, et bientôt, si l'ouverture se ferme, ou si l'on met obstacle à l'écoulement, on verra la tumeur grossir de nouveau : il fallait donc observer.

« Pendant deux jours tout va bien, le moral et le physique, le moral surtout! Mais le troisième jour la scène change : la fièvre se déclare et dure de quarante-huit à soixante-douze heures; le sein gonfle, un liquide de la même nature coule de nouveau, mais cette fois décomposé par l'inflammation et l'introduction de l'air, et exhalant une odeur fétide.

« Le cas devient grave : il faut ouvrir largement et être prêt à tout, si les tissus intérieurs sont des tissus hémorrhagiques. Sur ma demande, mon confrère et ami M. le Dr Bancal, de Bordeaux, est appelé. J'avais mis, sur l'ouverture pratiquée un morceau de toile-dieu, pour empêcher l'écoulement pendant vingt-quatre heures, afin que notre confrère jugeât mieux et de la nature et de la quantité du liquide qui se formait. Il fut d'abord reconnu que le fond de ce foyer devait être un champignon sanguin; qu'une opération grave n'aurait aucun résultat, n'espérant pas arrêter l'hémorrhagie ni par les ligatures, ni par le cautère actuel. J'insistai néanmoins pour que l'ouverture fût agrandie, afin de donner une libre issue aux liquides encore contenus ou incessamment fabriqués dans cette tumeur, voulant éviter par là que leur corruption n'amenât des accidents secondaires. Une sonde fut alors introduite; une grande quantité de liquide s'écoula encore, et l'incision agrandie d'environ un centimètre seulement, le sein fut complétement vidé, le liquide qui sortait amenant cette fois avec lui des flocons membraneux, que l'inflammation des trois jours précédents avait sans doute détachés. Des injections chlorurées furent pratiquées pour nettoyer et désinfecter cette vaste caverne ; et à la seconde injection le liquide sortit parfaitement limpide, preuve évidente que nous n'avions plus à nous débattre avec une tumeur sanguine , mais bien avec les parois internes d'un vaste kyste, qu'il fallait enflammer pour obtenir une guérison définitive. Afin d'obtenir ce résultat, pendant quelques jours des injections chlorurées de plus en plus concentrées ont été pratiquées , et aujourd'hui , 11 janvier, on peut assurer que les 19/20es de cette vaste caverne sont parfaitement réunis.

« Durant la première quinzaine, il y a eu tous les jours un écoulement de 100 à 120 grammes de sérosité à peine roussâtre et très-promptement coagulable par la chaleur. Cet écoulement a considérablement diminué aujourd'hui ; il est peut-être un peu plus coloré, mais à peine la mèche amène-t-elle quelques gouttelettes d'un pus imparfait. Pas la moindre végétation autour de l'ouverture pratiquée, qui est lisse et unie presque comme un conduit naturel. Une très-petite algalie est introduite dans le fond de cette petite plaie, si l'on peut là nommer ainsi, et l'on voit par son extrémité externe s'écouler lentement la sérosité. Et il ne sera pas permis de croire à la nature kysteuse de la tumeur ! parce que les uns l'auront appelée *squirrhe,* les autres *fongus hémathoïde* ou cancer mou ? Certes, s'il en est autrement, une terminaison pareille doit étonner aussi bien la raison que s'écarter des faits connus. On voit tomber un grand nombre de cancers durs ou mous par suppuration, mais toujours les tissus cutanés sont plus ou moins endommagés ; ici, ces tissus sont intacts, et ce qu'il y aura de remarquable chez Mme Castanier, si la sécrétion séreuse cesse (comme nous avons lieu de l'espérer par sa diminution progressive), c'est que le sein ne sera nullement déformé, et que l'on pourra croire qu'il n'aura jamais été malade. Néanmoins, dans ce sein d'une forme encore gracieuse, sous cette peau qui ne dénote aucune lésion organique présente ni ancienne, il y aura eu un cancer ou un squirrhe, si l'on veut ! et cet hôte redoutable aura été d'une grosseur telle, que, réduit à l'état liquide par je ne sais quoi, sans que, dans aucune phase de sa carrière, la peau ait songé à participer à la désorganisation

intérieure, cet hôte redoutable, dis-je, liquéfié, aura rempli
plus de deux litres d'un liquide dont nous avons déjà donné
la description, et, après quelques jours, vous retrouvez à peu
près votre sein, avec quelques replis de peau de plus vers le
point central de la tumeur. Cela peut être, mais cela ne se
conçoit pas. Aussi serais-je heureux d'apprendre que les
sciences chimiques venant au secours de la thérapeutique, dans
des cas si difficiles, nous aurons à enregistrer sur nos tablettes
des prodiges nouveaux.

« Dr Lartigaux. »

« Mont-de-Marsan, 11 janvier 1843.

« Mme Castanier me prie de vous faire connaître succincte-
ment les principales circonstances qui ont précédé, accompagné
ou suivi l'opération qu'elle a subie, il y a un mois ou six semaines. Le soin de vous transmettre ces renseignements ap-
partenait, je le sais, au médecin ordinaire de la malade ; mais
M. Lartigaux n'ayant pas eu le temps de vous écrire, j'ai saisi
avec plaisir l'occasion qui m'était offerte de me mettre en rapport avec un confrère, dont j'estime le talent autant que j'ho-
nore son caractère.

La tumeur de Mme Castanier avait pris un développement
excessif, sans être devenue douloureuse. La fluctuation y était
évidente.

« Une ponction explorative paraissait indiquée. Mais les
antécédents connus de la malade; la transformation si extra-
ordinaire d'une tumeur jugée successivement fongueuse, squirrheuse, cancéreuse, en une sorte de kyste distendu par un liquide d'une nature inconnue; toutes ces circonstances com-
mandaient sans doute une grande réserve, et exigeaient peut-
être qu'on fût préparé pour toutes les éventualités, avant
de se décider à porter l'instrument dans la tumeur.

« Quoi qu'il en soit, un bistouri fut plongé dans sa partie
déclive. Une première tentative fut sans résultat, quoique
l'instrument eût pénétré, dit-on, de 16 à 18 millimètres. Mais,
enhardi par la courageuse malade elle-même, l'opérateur
surmonta, par un nouvel effort, la résistance qu'il avait ren-

contrée d'abord, et pénétra dans la vaste poche qui contenait le liquide dont la présence avait été depuis longtemps reconnue. Aussitôt s'échappa, par un jet fort et continu, un liquide qui parut d'abord être du sang pur, et qui fut reconnu plus tard être composé d'un mélange de sanie et de sang. La quantité qui s'en écoula immédiatement fut évaluée à un litre et demi environ. La tumeur s'affaissa et se réduisit au cinquième de son volume; mais le lendemain elle parut avoir pris un nouveau développement, et au moment du pansement on donna encore issue à une grande quantité de la même matière. Le jour suivant, la tumeur devint douloureuse, la fièvre s'alluma, et le liquide qui s'écoulait de la plaie contracta une odeur putride.

Inquiet sur les suites de cette opération, M. Castanier, avec l'approbation des médecins de la malade, appela M. Bancal, chirurgien de Bordeaux.

Ce dernier, dans l'intention d'explorer l'intérieur de la tumeur, introduisit, par la plaie, une sonde qu'il promena avec précaution le long des parois de la cavité. A l'aide de cette sonde, il donna issue à une grande quantité du liquide déjà indiqué, mêlé de beaucoup de débris, de flocons celluleux mortifiés et répandant une odeur difficile à supporter.

« Cette manœuvre terminée, la poche creusée dans le sein parut à peu près complétement vidée, et M. Bancal put alors constater que la partie interne de la glande mammaire demeurait intacte; il crut même qu'elle n'était pas malade. Une autre portion de cette glande, ou du moins une tumeur assez dure, fut reconnue du côté opposé, dans le voisinage de l'aisselle.

« M. Bancal jugea inutile toute autre opération, et après avoir injecté dans la tumeur de l'eau chlorurée, pour détruire l'odeur putride, il introduisit dans la plaie une mèche de charpie enduite de cérat qu'il recouvrit de charpie, qui fut elle-même maintenue à l'aide d'un bandage convenable et légèrement compressif.

« Durant quinze jours ou trois semaines, les pansements ont été renouvelés deux fois par jour, et à chaque pansement la sortie de la mèche était suivie de l'écoulement par jet d'une certaine quantité (une verrée environ) d'un liquide séreux, roussâtre, qui paraissait mêlé d'une petite quantité de sang. Chaque jour aussi on a pratiqué des injections chlorurées plus ou moins actives, dans le but d'abord de détruire la mauvaise odeur, et ensuite de modifier la vitalité des parties malades et de développer à leur surface une inflammation adhésive ; ces injections ont été suspendues depuis dix ou douze jours, parce qu'elles faisaient éprouver à la malade une assez vive douleur.

« Aujourd'hui et depuis quelques jours, les pansements n'ont lieu qu'une fois dans les vingt-quatre heures. La matière est moins abondante, plus épaisse, plus rapprochée de la consistance du pus, mais toujours de couleur roussâtre et mêlée d'une petite quantité de sang. Elle a, du reste, une assez mauvaise odeur, mais qui ne rappelle pas cependant celle qui est propre aux ulcères cancéreux. La tumeur est complétement affaissée. Le sein malade n'est guère plus développé que celui du côté opposé. La peau revenue partout sur elle-même, présente des rides nombreuses et profondes surtout dans le voisinage du mamelon : celui-ci ne s'aperçoit pas, il parait enfoncé dans quelqu'une des rides dont je viens de parler.

La malade éprouve de temps en temps, au fond de la tumeur et sur les parois de la poitrine, des élancements qu'elle compare à des coups de canif. Il n'existe pas d'engorgement axillaire. Le sein parait assez mou ; on sent néanmoins un peu de dureté à la partie supérieure et à la partie externe. La portion de la glande mammaire, conservée et jugée saine d'abord par M. Bancal, a disparu en grande partie ; elle semble s'être fondue par la suppuration. Une sonde introduite par la plaie pénètre encore à la profondeur de 4 à 5 centimètres, et la nature du pus qui s'écoule par l'ouverture fistuleuse permet de craindre que les surfaces malades ne soient pas encore dans des conditions propres à amener une prompte guérison. La santé générale est d'ailleurs satisfaisante ; le teint est bon ; les fonctions digestives ne laissent rien à désirer ; l'appareil respiratoire parait exempt de toute lésion ; la chaleur de la peau est naturelle; le pouls est à peu près dans l'état normal, peut-être est-il un peu accéléré.

« Que faut-il faire, monsieur, pour disposer les parties malades à la cicatrisation? Je ne crains pas d'avouer mon insuffisance, et d'en appeler à vos lumières et à votre expérience. En faisant subir à la tumeur de Mme Castanier une transformation dont rien jusqu'ici n'avait fait présumer la possibilité, vous lui avait fait faire, je crois, un pas immense vers la guérison. Il vous appartient, monsieur, de compléter une aussi belle cure et de reculer ainsi les bornes de la science. Les succès que vous avez déjà obtenus par des procédés qui vous sont particuliers, donnent le droit d'attendre de votre habileté un si heureux résultat. Croyez, monsieur et très-honoré confrère, que personne certainement n'y applaudira plus sincèrement que moi.

« Permettez-moi de profiter de cette circonstance pour vous assurer de ma haute estime, etc.

« J. DUFAU. »

Je recevais en même une lettre de Mme Castanier, dont je trace ici un passage, parce que la théorie conçue par cette femme spirituelle est vraie, j'en suis bien assuré :

« ... M. Dufau m'a beaucoup engagée à vous dire mon opinion sur mon sein. Il la trouve assez probable. Il vous souvient de la profondeur à laquelle le bistouri a découvert le liquide contenu dans mon sein. Quelques jours après, cette épaisseur tomba en putrilage sanguin, et ne laissa plus à peu près que la peau et des fractions internes que l'on crut être la glande mammaire divisée. Ces fractions se sont ramollies, rapprochées; mon sein a repris sa forme. Or, d'après M. Bancal, l'enveloppe dans laquelle était cet étrange liquide est tombée alors, entraînant avec elle la maladie ou les parties malades qui lui étaient adhérentes. Il est tout simple, il tombe sous les sens que cette immense pétrification que vous avez fait fondre, ayant acquis un certain degré de ramollissement, ait fini par se convertir en eau sur un point, et ce point s'est naturellement trouvé au centre. Peu à peu, la fonte a augmenté. Ce liquide et les parois en s'éloignant ont formé cette sorte de kyste adhérent à toutes les parties malades, à ce tissu lardacé qui le produisait. La preuve est que le bistouri est allé chercher très-profondément le *prétendu kyste,* et qu'aussitôt que l'introduction de l'air a déterminé la chute de cette enveloppe, tous les tissus qui lui étaient adhérents sont tombés en putréfaction avec elle, sans endommager le sein ni la peau. Un tel état de choses ne saurait être appelé un *kyste,* etc. »

Vers la mi-février, Mme Castanier se rendit à Bordeaux, auprès de Bancal, afin de tâcher de trouver près de lui les moyens de faire cicatriser une plaie qui commençait à lui donner des inquiétudes, et, peu de jours après, je reçus de ce confrère les deux lettres que je transcris littéralement :

Bordeaux, 10 février 1843.

« Mme Castanier est arrivée avant hier de Mont-de-Marsan. Son déplacement a été très-flatteur pour moi, attendu qu'elle est venue ici pour recevoir mes soins. Je connais l'intérêt particulier que vous portez à cette méritante dame, que vous avez soignée si longtemps ; je suis animé près d'elle des mêmes sentiments que vous. Elle a su me faire partager la confiance extrême qu'elle accorde à vos lumières et à votre grande expérience, que de nombreux succès viennent tous les jours justifier. Avant d'arrêter aucun mode de traitement contre la maladie de Mme Castanier, j'ai cru de première convenance de vous exposer son état actuel, et attendre ensuite votre avis que nous suivrons régulièrement.

« Vous savez déjà qu'au mois de décembre dernier, je fus appelé à Mont-de-Marsan pour visiter Mme Castanier, conjointement avec les Drs Dufau et Lartigaux. Cette malade portait au sein droit une tumeur énorme, avec fluctuation, que vous aviez déjà vue, dont la nature avait été si différemment déterminée par de nombreux confrères. M. le Dr Lartigaux avait déjà fait une interrogation à cette tumeur par une légère piqûre à la partie la plus déclive. Un peu de sang, fourni par les téguments, intimida sans doute l'opérateur, qui se crut dans un fongus hématoïde, et cette crainte arrêta sa main. A mon ar-

rivée, je profitai de l'ouverture déjà commencée pour introduire une sonde, qui pénétra dans un énorme kyste et rap-
porta une grande quantité de sanie. Du moment que nous fûmes
fixés sur la nature du liquide épanché, je proposai à nos ho-
norables confrères de pratiquer une incision beaucoup plus
grande, afin de donner issue à toute cette matière infecte, et
de faire ensuite des injections avec de l'eau chlorurée. Ma proposition fut acceptée et exécutée au même instant. Après le
pansement, la malade éprouva un bien-être général, au moral
comme au physique. La nuit fut bonne, et le sommeil de
même. Le lendemain, le sein était affaissé ; la peau, si disten-
due, s'était contractée et était revenue à son état normal. Le
surlendemain, je quittai la malade dans les meilleures disposi-
tions, livrée aux soins de MM. Dufau et Lartigaux. Nous pen-
sions unanimement que cette plaie allait, comme toutes les
plaies simples, marcher rapidement vers la guérison, et que
Mme Castanier allait être débarrassée d'une maladie qui l'a
tant et si longtemps fait souffrir. Cette opinion était d'autant
plus probable que le toucher que j'avais exercé sur les glandes
mammaires me les avait présentées dans leurs conditions normales et sans aucune adhérence au tissu costal. Par malheur,
nos prévisions ne se sont pas réalisées, et je crains bien aujourd'hui que l'organisation du sein ne soit envahie par une
fâcheuse maladie.

« Voici l'état actuel de cette malade intéressante sous tant de
rapports.

« Le volume du sein malade est à peu près le même que celui du côté opposé ; la peau qui le recouvre est d'une couleur
blafarde, jaune paillassée ; cette altération des téguments est
limitée dans l'étendue du sein ; cette portion de la peau offre
des rides profondes et convergeant de la circonférence au centre.
Le mamelon a pris le volume d'une grosse noix ; il est mar-
ronné et recouvert d'une peau fine, luisante, violacée, d'un
vilain aspect. Les bords de la plaie extérieure sont renversés en
dedans ; le pertuis donne issue à une humeur ichoreuse abondante, d'odeur très-fétide, dont la qualité et la quantité sont
variables. Lorsque la main embrasse la totalité du sein, elle

détermine une douleur par la plus légère pression. Les glandes mammaires sont dures, engorgées ; elles ont contracté des adhérences avec les tissus sous-jacents. Il n'existe aucun engorgement dans le plexus axillaire. La santé générale est dans un état satisfaisant ; le teint du visage est vermeil ; l'appétit est bon ; le sommeil est normal ; les fonctions menstruelles sont paresseuses, toutefois régulières. Le moral, quoique ferme et calme jusqu'à présent, est parfois sillonné par quelques rayons de craintes, qu'un esprit observateur saisit au milieu d'une apparente sécurité.

« Telles sont, monsieur et honoré confrère, les impressions que j'ai reçues de l'état de Mme Castanier. Il vous appartient maintenant de nous mander ce qu'il faudra faire. Je m'incline devant la confiance extrême que la malade a conçue pour le mode de traitement spécial, que vous avez eu le bonheur de créer dans l'intérêt de l'humanité et pour l'honneur de l'art. Lorsque vous mettrez au jour votre immense découverte, je serai un des premiers à souscrire pour l'apothéose que la science vous devra. Dieu vous conserve vie et santé !

« En terminant la lenteur de cette lettre, dont je vous prie d'excuser la longueur, veuillez me permettre de vous dire un mot de l'opinion que m'a suggérée cette maladie. Je crains que le tissu mammaire ne soit atteint d'un principe *sui generis* qui en opère la désorganisation ; c'est, selon moi, un squirrhe ulcéré intérieurement ; il est à craindre qu'il ne fasse explosion, et n'envahisse les parties ambiantes, continues et contiguës. Jusqu'à présent, il n'existe aucun signe, aucun symptôme d'infection générale. Si cette maladie était livrée à ma seule thérapeutique, je regarderais comme un devoir de conscience pour moi de faire une incision longitudinale à la peau, de séparer par la dissection celle-ci des glandes mammaires, de faire l'ablation de ces dernières, et de réunir ensuite par première intention. Telle serait l'indication précise pour moi, si je devais agir seul. Mais je retire toute proposition devant l'espérance que nous promet votre traitement spécial. A vous seul appartiendra la gloire de cette belle cure : *cuique suum.* Je vous seconderai avec zèle et dévouement par le secours de mes

faibles talents. Mme Castanier est mère d'une nombreuse famille ; elle mérite nos sympathies à tous égards.

« Dans l'attente de recevoir prochainement de vos nouvelles,
veuillez bien agréer l'hommage, etc.

« BANCAL. »

« Bordeaux, 21 février 1843.

« Depuis ma lettre, monsieur et très-honoré confrère, tout a
changé de face dans la maladie de Mme Castanier. Ce sein,
d'un aspect un peu fâcheux d'abord, ainsi que j'ai eu l'honneur
de vous le mander, est aujourd'hui dans un état presque normal. La peau a repris sa couleur naturelle, sous l'influence de
quelques lotions alcalines et du savon ; elle a contracté de
bonnes adhérences avec les glandes mammaires rendues à leur
volume ordinaire. La tumeur circulaire, survenue près du mamelon, a éprouvé une induration de couleur violacée et indolente. Le pertuis, qui laisse encore écouler la sérosité, n'a que
25 à 30 millimètres ; il est d'un faible calibre. La pression
exercée sur le sein avec la main ne donne aucune douleur ; il
est mobile sur les côtés à l'instar de celui de l'autre côté. L'ensemble de cette partie présente une animation toute normale.
Encore quelque temps, et j'espère que la nature aura terminé
ce travail adhésif.

« L'intéressante Mme Castanier retourne au sein de sa famille,
à Mont-de-Marsan ; elle me fera l'honneur de me revoir dans
quelque temps, s'il y a nécessité. Je lui dois déjà beaucoup de
reconnaissance de m'avoir mis en rapport avec un confrère
aussi distingué que vous.

« Veuillez agréer, etc. « BANCAL. »

Mme Castanier m'écrivit de Mont-de-Marsan une dernière
lettre, le 23 avril 1843, j'en extrais le passage suivant :

« Depuis dix jours, mon sein ne coule plus par ce petit trou
fistuleux, reste de l'opération ; il ne me fait aucun mal. Le
sein est parfaitement maniable et d'une sensibilité normale,
ni plus gros ni plus petit que l'autre. Il y a encore des rides,
mais bien moins profondes et qui s'effacent de plus en plus.

Je suis persuadée cependant que si je pouvais aller à Celles, je consoliderais ma cure. Ma santé générale est très-bonne, et cependant je sens que les bains de Celles me seraient nécessaires, mais je ne puis y aller. »

Mme Castanier n'est pas revenue à Celles, mais je la vis à Annonay en mars 1851 ; elle était très-bien ; il ne lui restait plus qu'une sorte d'excroissance pédiculée, un débris en un mot de son ancienne tumeur. Mon ancienne cliente, aujourd'hui habite l'Afrique, et continue à jouir d'une santé parfaite.

En mars 1858, au sujet de la mort de mon père, nous reçûmes une lettre de Mme Castanier ; elle jouissait toujours de la plus parfaite santé, et conservait le meilleur souvenir de Celles.

Madame Poulhien.

Mme Poulhien, Paris, rue Montmartre, 62 ; 37 ans, tempérament nerveux, constitution un peu usée ; issue d'un père mort phthisique. Nubile à 11 ans et sans orage ; mariée à dix-neuf ; elle eut six enfants dans l'espace de sept ans ; de vingt et un à vingt-huit ans, septième grossesse suivie d'une fausse couche de six semaines (1850), à la suite de laquelle Mme Poulhien éprouva des douleurs si pénibles dans les reins qu'elle fut obligée de garder le lit pendant trente et un jours. Examinée par Portalès et Amussat père, la malade fut déclarée atteinte de rétroversion, et la matrice fut réduite ; l'usage d'un bandage et quelques rares cautérisations combattirent une affection qui n'est plus qu'une simple infirmité. A dater de cette époque, la santé fut moins forte qu'avant la fausse couche, et peu de temps après Mme Poulhien trouva dans le sein droit un premier noyau d'engorgement. D'années en années d'autres glandes se manifestèrent dans le sein droit ; enfin, le sein gauche commença à s'engager à son tour. Hervez de Chégoin, consulté en 1853, prescrivit l'iodure de potassium, et une pommade inconnue de la malade ; mais les glandes n'en progressèrent qu'avec plus de force.

Amussat père proposa la compression, mais la malade s'y

refusa, et mes confrères les Drs Fougeirol et Anselmier m'introduisirent auprès d'elle le 25 janvier 1866.

Etat de la malade. — Facies un peu jaunâtre et un peu contracté, dénotant une nutrition insuffisante; du reste, toutes les fonctions en bon état. Seins flasques et amaigris; le droit présente trois grosses glandes bosselées, qui se touchent réciproquement et forment, par leur réunion, une masse de 12 à 15 centimètres de longueur, sur 3 ou 4 d'épaisseur. Cette tumeur, observée dans son ensemble, est très-irrégulière, à bords tranchants et indurés. Absence de douleurs lancinantes; cependant elles se manifestent aux approches des évolutions mensuelles. Poids de ces glandes incommode, et même assez pénible pour gêner, depuis quelque temps, les mouvements du bras. Au lit, la malade est obligée de rester sur le dos, parce que le paquet glanduleux, en se jetant sur la droite ou sur la gauche, en raison de la position, fatigue la corde du bras et détermine une sourde douleur.

Le sein gauche présente, au-dessus du mamelon, une glande squirrheuse et bosselée, du volume d'une grosse amande.

Prescriptions. — *Dans le principe, eaux de Celles argentiques, à prendre sur du sucre ou en lotions; frictions argentiques sur la langue. A dater du milieu d'avril, l'argent est remplacé par le cuivre.*

Dès la première partie du traitement, le tissu adipeux, qui environne les tumeurs, devint plus souple, moins consistant. La masse squirrheuse se subdivisa en fragments, et s'éloigna, en quelque sorte, ou pour mieux dire se détacha entièrement des côtes avec lesquelles elle avait quelques adhérences. Depuis deux mois la malade n'éprouve aucune gêne dans le bras, ni dans le sein; elle se couche indifféremment dans tous les sens; les seins sont souples et légers; les glandes, subdivisées et fendillées, perdent progressivement de leur volume, et les lochies sont fortement colorées et abondantes.

Vers le 15 juin, l'état de Mme Pouilhien s'était encore considérablement amélioré. Elle vint à cette époque à Celles, où elle suivit le même traitement, et prit des bains artésiens bouillis. Vers la fin d'août, elle retournait à Paris entièrement guérie.

Depuis lors, nous avons eu souvent des nouvelles de cette malade; j'ai également revu M. Pouilhien il y a deux ans, et il m'a assuré que Mme Pouilhien allait toujours fort bien.

SQUIRRHES DE L'UTÉRUS.

Mme LA MARQUISE D'O...., de Carpentras, après avoir reçu les soins du Dr Chauffard, d'Avignon, et autres médecins de Montpellier, se rendit à Celles, en juin 1843.

Agée de 38 ans, d'un tempérament bilioso-sanguin, d'une constitution robuste, elle portait, depuis plusieurs années, un squirrhe de l'utérus. Déformation totale du col; renversement de tout l'organe, dont le museau de tanche regardait le sacrum; tuméfaction de toutes ces parties, qui étaient dures et très-douloureuses au toucher; douleurs lancinantes et formicantes; exsudation habituelle séro-sanguinolente; pesanteur incessante à l'anus; marche vacillante et pénible; dérangement habituel des fonctions gastriques; facies jaunâtre.

PRESCRIPTIONS. — *Frictions stanno-argentiques sous la plante des pieds, et sous l'influence du bain électrique.— Pilules stanno-argentiques; lotions ou fomentations congénères. Demi bains artésiens, 30 degrés, de une heure de durée. Boisson artésienne.*

Deux mois de ce traitement procurèrent un dégagement considérable, qui s'accrut après le départ de la malade; l'hiver fut excellent.

Au 15 juin 1844: facies bon; teint parfait; mélancolie remplacée par des idées gaies; marche bonne. Matrice redressée dans le bassin, n'offrant plus qu'un engorgement mollasse vers la partie postérieure du col. Cet organe cependant plus délicat, et son pourtour encore déformé.

Six semaines du même traitement que l'année précédente procurèrent le plus grand bien à la malade, qui nous quitta le 1er août. Au 19 novembre, Mme d'O... revient encore passer

six semaines à Celles. En 1856, époque à laquelle se publia
cette observation, Mme la marquise d'O... était en parfaite
santé.

Mme LAMURE, de la Croix-Rousse, demeurant au Solitaire,
n° 101, vint à Celles, en juin 1844.

45 ans ; constitution usée ; le facies, jaune paille, dénote de
profondes et anciennes douleurs. Nuits sans sommeil ; digestions presque nulles. Le corps, mal posé sur les extrémités in-
férieures, décèle au premier coup d'œil une difficulté extrême
pour la marche ; et une sorte de claudication, vacillante de
gauche à droite et de droite à gauche, indique que la malade
éprouve de grandes souffrances dans la région hypogastrique.
Depuis douze ans, Mme Lamure se plaint de cruelles douleurs dans
les reins, les lombes, les organes sexuels ; il lui semble qu'on lui
entr'ouvre le bassin ; poids incommode à l'anus ; fausses-envies
d'aller à la selle ; constipation opiniâtre. Abaissement et an-
téversion de la matrice ; son orifice, entièrement déformé,
présente l'aspect d'une sorte de chou-fleur, formé par de gros
tubercules durs, anguleux et saignants au plus léger toucher.
Abondantes pertes en blanc, souvent roussâtres, et par intervalles hémorrhagies utérines abondantes. Après divers traitements infructueux, Gensoul pratiqua sans succès, à douze reprises, la cautérisation de l'utérus.

PRESCRIPTIONS. — *Eaux artésiennes bouillies en demi-bains,
d'une demi-heure de durée ; eau artésienne en boisson ; médication stanno-argentique.*

Quatre mois de séjour à Celles procurèrent un grand dégorgement, rappellèrent le sommeil et rétablirent les digestions.
La malade était donc dans un état satisfaisant, mais cette amélioration fut compromise par une chute de voiture.

Vers la fin d'octobre, Mme Lamure éprouvait une douleur
lancinante dans le bas des reins, des battements violents dans
la poitrine ; elle avait beaucoup d'amertume dans la bouche et
l'appétit avait disparu, mais cet aggravement de douleurs ne
tarda pas à se dissiper.

Mme Lamure revint à Celles vers la fin de juin 1845, et suivit le même traitement que l'année précédente, jusqu'au 30 septembre.

L'amélioration fut encore plus grande, et le 5 novembre elle écrivait à mon père :

« Ce n'est donc qu'en vous, monsieur, que j'ai placé maintenant toute ma confiance, parce que j'ai reconnu que votre art seul, après Dieu, m'avait procuré du soulagement dans mes horribles souffrances. »

En 1846 Mme Lamure passa les derniers mois de l'été à Celles. En se retirant son état équivalait à celui d'une guérison, mais un second accident faillit lui renouveler ses anciennes douleurs.....

Extrait d'une lettre du 18 novembre 1846.

« .... Mais par surcroît de malheur, j'ai eu la rencontre d'un coup de pied qui m'a été lancé contre le bas-ventre, au milieu d'une querelle. Je ne m'attendais pas, pour prix d'une observation légitime, à un semblable traitement.....

« .... Sur le champ je me suis évanouie et depuis lors mes douleurs ont redoublé d'intensité, en sorte que je désespère maintenant de trouver la guérison complète à mes maux....

« ..... Je ne sais plus que devenir tant je suis abattue ; indiquez-moi le régime que je dois suivre, afin de remonter mon estomac ; si je dois appliquer quelques sangsues ou mettre quelque emplâtre pour arrêter mes crachements de sang, et rappeler, si c'est possible, mes règles..... »

Cet accident n'eut pas de suites, Mme Lamure revint à Celles en 1847, elle y fit un court séjour ; je constatai sa guérison.

Mon père a revu depuis, plusieurs fois, Mme Lamure, et en 1857 elle était toujours bien et très-bien. Depuis lors nous n'avons pas eu de ses nouvelles.

TUMEUR FIBREUSE A L'HYPOGASTRE ET DANS LA RÉGION ILIAQUE GAUCHE.

Mme CHAUDESSAIGUES (Paris, rue du Faubourg-du-Temple, n° 16), âgée de 46 ans, eut une enfance heureuse ; nubile à 15 ans et sans orages, mariée à 17 ans, elle n'a pas eu d'enfants. Entre la quarante-unième ou quarante-deuxième année, Mme Chaudessaigues éprouva des hémorrhagies utérines excessivement abondantes, durant quinze jours. M. le professeur Bouillaud prononça le mot chlorose et prescrivit l'eau de Bassan, les pastilles de fer et un régime analeptique. Depuis ce moment Mme Chaudessaigues a eu constamment des pertes utérines très-abondantes, principalement à l'époque des évolutions menstruelles, qui n'ont plus de marche régulière. Ces évacuations ne laissent guère entre elles que des intervalles de sept à huit jours, et encore la malade ne cesse pas de rendre, par le vagin, des matières muqueuses. Inquiète de son état, sur l'avis de M. Bouillaud, elle se rendit auprès de Jobert de Lamballe, qui constata l'existence d'une tumeur fibreuse, mais ne jugea pas une opération possible.

Le 24 mars 1852, M. le professeur Paul Dubois porta le diagnostic suivant :

« J'ai constaté chez Mme Chaudessaigues une tumeur, qui occupe la partie droite de la cavité du bassin, et qui peut être sentie facilement au-dessus du détroit supérieur du même côté. — Mêmes prescriptions que M. Bouillaud. »

En 1853 (mars), Mme Chaudessaigues consulta M. Amussat, qui prescrivit une ceinture hypogastrique, et un appareil pour soutenir cette masse.

Mais la malade, souffrant de plus en plus, se transporta de nouveau chez M. Dubois, vers la fin de l'année 1853. Des ceintures, des bandages plus ou moins ingénieux, et quelques préparations ferrugineuses furent tout ce qu'on put pour cette pauvre malade.

Dans le courant de 1854 (mars), elle consulta mon père.

Etat de la malade. — Faciès amaigri, rougeur âcre des pommettes, tranchant sur un fond jaunâtre de la peau; chairs molles et flasques; pâleur des lèvres, des gencives et de la langue; pouls large mais faible, et cédant facilement sous le doigt qui l'explore; en un mot, palpitations, essoufflement et tout le cortége de ces symptômes anémiques, dont l'ensemble constitue cet etat pathologique que l'on généralise *beaucoup trop* sous la dénomination de chlorose. Le ventre, volumineux vers sa partie la plus déclive, présente à la vue une bouffissure, qui s'étend dans tout l'hypogastre, et garnit les deux fosses iliaques, la gauche principalement. En appliquant la main sur cette bouffissure abdominale, on constate aussitôt l'existence d'un corps dur, inégal, qui incline de préférence vers le côté gauche, qu'il garnit entièrement; la malade accuse des douleurs dans cette région.

Le doigt, introduit dans le vagin, rencontre aussitôt une tumeur ovoïde, qui fait partie d'une autre tumeur beaucoup plus volumineuse, dont elle n'est qu'un prolapsus en quelque sorte. Mme Chaudessaigues se plaint d'éprouver des douleurs assez vives dans l'hypochondre droit, et cependant aucun signe n'indique une tuméfaction dans le foie, ni aucune espèce d'obstruction dans les parties voisines; tension, gonflement et semi-induration de la mamelle gauche; la corde antérieure du bras est roide et tuméfiée. Hémorrhagies utérines très-fréquentes, avec caillots noirs et consistants; ces hémorrhagies, qui ont lieu pour ainsi dire par jets, remontent vers l'abdomen, et le sang parvient parfois jusqu'à la région épigastrique. La station, la progression surtout sont difficiles. Mme Chaudessaigues est forcée de porter sa ceinture hypogastrique, pour soutenir et fixer sa tumeur, mais elle ne peut supporter aucune pression à l'entrée du vagin. Quand la malade ne porte pas de ceinture, la tumeur pèse sur le petit bassin, et son poids est si incommode que la marche est très-pénible. Au lit, cette tumeur suit tous les mouvements du corps; elle se porte à gauche si la malade incline de ce côté; à droite, s'il survient un changement de position.

PRESCRIPTIONS. — *Eaux de Celles argentiques à prendre soir et matin sur un peu de sucre, à la dose de 5 ou 6 gouttes ; trois heures par jour de lotions sur la tumeur ou dans ses alentours, avec le même liquide.*

26 mars. Mme Chaudessaigues a fait son traitement avec beaucoup de soin, mais elle l'a même outré en quelque sorte ; aussi elle en recueille déjà les fruits. Le ventre est aplati, la peau plus épaisse est moins collée sur la tumeur ; le sang de l'écoulement mensuel, qui a lieu dans ce moment, est rouge et sans odeur, tandis qu'il était pâteux et infect autrefois.

PRESCRIPTIONS. — *Les mêmes avec addition du chlorure d'or, et frictions de la poudre argentique sur la langue.*

20 avril. La tumeur continue à perdre de son volume, mais pas autant que je voudrais ; la malade se plaint de douleurs stomacales.

PRESCRIPTIONS. — *Cessation des frictions de la langue ; deux bains pris à la température de 25 degrés ; on a fait dissoudre 90 centigrammes des sels de l'eau artésienne de Celles.*

30 avril. Le premier bain détermine un écoulement de sang très-abondant, mais inodore et sans jet ; le second bain, pris deux jours après, provoque le même résultat ; l'exsudation du sang a toujours lieu, avec peu d'intensité cependant ; prostration des forces ; douleurs stomacales ; perte de l'appétit ; la malade est un peu inquiète, je la rassure, car la tumeur a diminué énormément ; le ventre ne fait plus de saillie ; la ceinture n'appuie que sur les os iliaques et devient incommode ; l'exploration du vagin me décèle que la tumeur ovoïde, détachée de l'utérus, est au même niveau vers le fond du vagin ; quant à la mamelle gauche, elle est très-souple et revenue à son état normal ; il existe cependant beaucoup de sensibilité, soit dans le sein, soit dans la région hypogastrique.

PRESCRIPTIONS. — *Eaux de Celles aiguisées par le cuivre ; suppression de tout médicament interne ; eau de poulet et autres boissons émollientes.*

10 mai. L'écoulement sanguin est remplacé par un flux leucorrhéique inodore, très-blanc et modéré ; la tumeur perd toujours de son volume ; le facies est meilleur.

Le 20. La tumeur, très-petite, n'a plus qu'un peu de tension au-dessus des pubis; à l'intérieur, le doigt s'interpose aisément entre l'utérus et le reste de la tumeur ; peau grasse et tombante sur l'hypogastre; appétit excellent; sommeil parfait; le facies s'anime.

Mme Chaudessaigues vint à Celles dans les premiers jours de juin, y resta jusqu'à la fin d'août, et partit entièrement guérie. Depuis lors j'ai revu plusieurs fois M. Chaudessaigues, et notamment pour la dernière fois en juillet 1865 , Madame allait toujours très-bien.

MAL VERTÉBRAL DE POTT.

Faugier (Jacques), tailleur à Lavoulte, âgé de 34 ans en 1850, ayant eu deux frères morts phthisiques , eut la gale dans son enfance, ensuite la teigne jusqu'à l'âge de 12 ans. Cette teigne se dissipa sans remèdes, et F··· fut bien portant jusqu'à l'âge de 16 ans.

De 16 à 20 ans, F··· eut des indispositions assez fréquentes; il habita Paris de 20 à 25 ans, et sa conduite fut toujours très-régulière. A 24 ans, F··· contracta un point douloureux vers la région supérieure du côté droit de la poitrine. Cette douleur s'accrut insensiblement jusqu'au point d'empêcher le sommeil, et d'obliger le malade à tenir le bras en l'air. Après avoir été traité pendant un an par le Dr Pourrat, qui prescrivit un régime sévère , de fréquentes saignées et l'usage de la digitale, F··· rentra à Lavoulte, se maria peu de temps après, et jouit d'une santé passable jusqu'à sa 31e année. A cet âge, F··· commença à se plaindre de maux de reins , qui s'accrurent peu à peu, prirent à la fin beaucoup d'intensité , et le forcèrent à se mettre à un traitement sérieux.

Etat du malade au 9 janvier 1850. Corps charnu et épais, mais chairs flasques et molles; facies bouffi; douleurs lombaires qui ne permettent pas l'extension des jambes; marche difficile; pointe du pied en dedans; toutes les fois que le malade veut faire une flexion du tronc, il éprouve autour du corps, et à la hauteur de la quatrième vertèbre lombaire, la sensation d'un coup de fouet sanglé sur cette région; il ne peut

se redresser que bien lentement et peu à peu; impression permanente d'endolorissement autour des reins; cette impression
est douloureuse au plus léger mouvement du corps; aussi le
malade est-il obligé de tenir constamment une main sur les
lombes, et de marcher bien doucement, comme s'il craignait
instinctivement une dislocation du tronc; enfin, saillie évidente de la quatrième vertèbre lombaire poussée en arrière;
tension douloureuse et considérable du ventre, surtout dans
la région inférieure du côté gauche; l'abcès par congestion se
dessine.

PRESCRIPTIONS. — *Boisson de l'eau artésienne, et traitement
stanno-cuivrique ; application de deux cautères aux lombes, sur
les deux côtés de la quatrième vertèbre.*

Le 7 avril 1850, le malade, après avoir suivi son traitement
avec beaucoup de régularité pendant plus de deux mois, avait
suspendu les médications cuivriques depuis quinze jours. La
vertèbre lombaire était presque rentrée à sa place; le malade
pouvait faire quelques mouvements de flexion, sans trop souffrir; le ventre était moins large, et l'abcès par congestion semblait dissipé.

PRESCRIPTIONS. — *Reprise du même traitement cuivrique.*

15 juillet. Le malade a passé quinze jours à Celles, où il a
pris les bains artésiens. Amélioration progressive, mais moins
suffisante.

F*** continua et quitta tour à tour son même traitement,
jusqu'à la fin de février 1851. Depuis cette époque il n'a plus
fait de remèdes, mais il a entretenu ses cautères jusqu'à la fin
de juin 1851. Il jouit actuellement (mars 1869) d'une santé
parfaite.

TUMEUR BLANCHE DU GENOU DROIT.

MARIE SEIGNOBSC, d'Avezin, près Annonay. 21 ans; tempérament lymphatique; constitution assez robuste; elle eut la
teigne dans son enfance; l'évolution mensuelle s'opéra sans
orages. Vers sa 16ᵉ année, Marie eut l'imprudence de se bai-
gner dans une eau très-froide, dans le moment où elle ruisse-
lait de sueur; au sortir de ce bain, elle éprouva un malaise

subit, et fut si dolente à l'instant, qu'elle ne pouvait, sans souffrir, se toucher n'importe quelle partie du corps. Des croûtes ne tardèrent pas à paraître sur la tête; les glandes cervicales s'engorgèrent. Trois mois après le genou droit devint dolent et se tuméfia; les croûtes de la tête, ainsi que les glandes cervicales, s'effacèrent; au fur et à mesure de leur résolution, le genou devenait de plus en plus dolent. Le Dr Garridel, d'Annonay, fit appliquer un cataplasme préparé avec des graines de bruyère, du miel et du petit-lait. Ce mélange fit d'abord assez bien; il fut cependant remplacé par une espèce d'onguent composé d'une mixtion de savon blanc, d'huile d'olive, de moelle de bœuf, et de quelques gouttes d'eau-de-vie. La tumeur s'abcéda. Ce dernier remède fut alors remplacé par un onguent inconnu de la malade, qui lui procura le plus grand bien, et pendant trois ans elle n'éprouva pas la moindre souffrance.

A vingt ans, l'articulation tibio-fémorale droite prit un grand volume; et redevint douloureuse. Tout mode de traitement ayant échoué, cette malade me fut adressée, en juillet 1853, par mon confrère le Dr Dufour, d'Annonay.

Etat de la malade au 12 juillet 1853. — Expression de douleur empreinte sur toute la physionomie, grands yeux bleus, saillie des pommettes et des angles des mâchoires, tous les traits, en un mot, portent l'empreinte du type lymphatique. Corps assez bien nourri, quoique l'appétit soit capricieux et faible. Evacuations alvines irrégulières, crottinées, peu abondantes et pénibles. Sommeil inquiet et peu réparateur. Fonctions menstruelles rares et peu abondantes, la malade reste plusieurs mois sans les voir (cinq à six mois). Cependant il n'y a pas d'écoulement leuchorréique. L'enflure du genou est énorme, elle s'étend depuis le milieu de la cuisse jusqu'au milieu de la jambe; son périmètre irrégulier et informe est celui de la tête d'un enfant; les tendons sont durs et inflexibles; au-dessous des condyles du tibia existent, des deux côtés, des engorgements très-durs et enflammés; dans le creux du jarret, on palpe des corps glanduleux très-gros et très-durs; on y voit aussi un ulcère profond et à bords calleux, qui rend une sérosité ichoreuse; enfin, la rotule, enchâssée dans la tuméfaction antérieure, est gonflée, immobile, et présente le volume du creux de la main. L'irrégularité de ces tuméfactions donne un aspect difforme à ce membre; la malade cependant imprime un petit mouvement à la jambe, qu'elle fléchit légèrement sur la cuisse. Au niveau du pli de la jambe, il existe deux cicatrices adhérentes, irradiées et d'une coloration bleuâtre; l'une de ces cicatrices est sur le devant de la corde interne, et l'autre en arrière de la corde extérieuré; enfin, l'extrémité de la jambe amaigrie se roidit, si la malade reste longtemps assise; quand elle marche, elle fléchit beaucoup le corps, elle progesse lentement, et boite d'une manière pénible à voir.

PRESCRIPTIONS. — *Bains et boissons de l'eau artésienne; médications cuivriques, et à titre de topiques argentiques ou cuivriques tour à tour.*

La tumeur diminua dès le principe; cette diminution fut progressive et constante sans se ralentir jamais; toutes les parties dures et enflammées, les tendons eux-mêmes, devinrent souples, et ne tardèrent pas à reprendre leur consistance normale; le membre se redressa à un tel point, qu'à la fin du premier mois la claudication était presque nulle; l'ulcère du jarret était cicatrisé; le genou n'était presque plus tuméfié; la santé parfaite.

Après le second mois du traitement, la guérison ne laissait rien à désirer.

Cette malade nous écrivit à l'occasion de la mort de mon père (fin février 1858), elle se portait très-bien. Dans le courant de juillet 1868, nous avons également eu de ses nouvelles, elle va toujours très-bien.

TUMEUR BLANCHE DU COUDE DROIT.

PÉRILLIAT (Paris, rue Saint-Sauveur, 75). 30 ans; tempérament lymphatico-sanguin; constitution usée par de longues et anciennes souffrances; squelette élancé, et charpente osseuse régulière. Il eut trois pneumonies aiguës entre sa vingt-deuxième et sa vingt-septième année. A ces pneumonies, succédèrent de vives douleurs dans l'intérieur de l'articulation cubito-humérale droite; plus tard, enflure de cette jointure, et la tumeur blanche fut caractérisée.

Après avoir été traité longtemps par M. le Dr Bergonier, le malade entra à la clinique, au service de M. Nélaton. Le cautère transcurrent fut promené sur cette jointure, la tumeur s'affaissa, les douleurs cessèrent, et le malade sortit au bout de six semaines. Deux mois plus tard, Périlliat rentrait de nouveau à la clinique. Nouvelles ustions, bains de vapeurs; nouveau soulagement; sortie cinq semaines après.

La tumeur ne tarda pas à réagir et à s'exaspérer pour 1 troisième fois. Troisième rentrée à la clinique; même traitement par le feu, avec addition de l'iodure de potassium à l'intérieur. Trois mois et demi de séjour à l'hôpital; nouvelle cautérisation vers le milieu d'août. Sortie en octobre, et continuation des préparations iodurées à l'intérieur, jusqu'au premier avril 1855.

Le dégorgement fut un peu plus constant; cependant Périlliat, ne pouvant se servir d'une plume, fut obligé d'apprendre à écrire de la main gauche. Il ne pouvait aussi exécuter que des mouvements très-bornés de ce bras. Cette tumeur articulaire s'exaspérant de nouveau, Périlliat eut recours à mes soins.

Etat du malade au 30 avril 1856. — Le facies amaigri dénote d'anciennes souffrances, petite toux habituelle, matité assez étendue au sommet du poumon gauche, petites glandes selon le trajet des veines jugulaires et aux alentours des mâchoires, quelques-unes sont aussi grosses que des noisettes; rougeur et vergeture des pommettes, tranchant sur un fond de pâleur. Tuméfaction considérable, qui s'étend au-dessus du tiers inférieur de l'humérus jusqu'au delà du tiers supérieur du cubitus, de toute l'articulation cubito-humérale; les extrémités osseuses sont très-volumineuses et déformées; les condyles de l'humérus sont bouffis; ils conservent encore une certaine forme, mais le cubitus est si tuméfié, que ni l'œil ni le doigt qui explorent ne distinguent l'olécrâne. Auprès, et nselon la direction de l'humérus, il existe une tuméfactio ovoïde allongée, aussi grosse qu'un œuf, qui simule un corps glanduleux ; toutes ces tuméfactions déterminent une semi-ankylose, qui interdit presque tous les mouvements du bras sur l'avant-bras, et même ceux de supination et de pronation.

PRESCRIPTIONS. — *Eaux de Celles aiguisées par le cuivre, à l'intérieur, sur du sucre, et en fréquentes lotions sur le membre (trois, quatre et même cinq heures par jour).*

Le malade ne tarda pas à éprouver une sensation inconnue dans ce membre, et à exécuter quelques légers mouvements de flexion ou de tension, mais les surfaces présentaient une sensation, perceptible à l'oreille, de craquements semblables à ceux produits par le pène d'une serrure rouillée. Ce mouvement s'accrut de jour en jour, mais au fur et à mesure qu'il se développait davantage, le craquement diminuait progressivement, et il ne tarda pas à cesser tout à fait. Au 15 mai, la tumeur, ainsi que les surfaces osseuses, avaient perdu une grande partie de leur volume, et l'articulation, dans son ensemble, était moins grosse de deux centimètres et demi. Les glandes du cou étaient en partie effacées ; les pommettes ne présentaient plus une rougeur aussi pénible, et le facies prenait de l'animation et dénotait la satisfaction du malade.

Au 20 mai, l'articulation plus dégorgée permet au malade de fléchir l'avant-bras sur le bras, à angle droit ; de porter la main au front, de mettre en second la manche de son habit correspondante à ce bras ; les mouvements de supination et de pronation s'exécutent avec assez de facilité ; ce jeune homme enfin écrit de cette main d'une manière assez courante, ce qu'il n'avait pas fait depuis trois ans.

Au 10 juin, l'écriture est bien plus correcte, l'articulation a à peu près repris ses formes normales. — Même traitement.

Vers la fin de juillet, Périlliat écrivait à mon père une lettre pleine de reconnaissance pour lui annoncer sa guérison.

J'ai revu maintes et maintes fois ce malade, et notamment en février 1866, la cure se maintenait toujours très-bien.

SCROFULES.

*Malade sortie de la maison des incurables du Calvaire
de Saint-Just, de Lyon.*

CATHÉRINE GOET, de Saint-Just d'Appendule (Saône-et-Loire),
25 ans. Profondément rachitique; issue d'une mère morte
d'une maladie chronique, dans un âge avancé; a habité pendant deux ans une maison nouvellement bâtie, et très-humide.
Six mois après son entrée dans cette maison, elle éprouva des
douleurs vagues et errantes. A ces douleurs, se joignirent une
première glande, située dans le creux de l'aisselle droite; elle
resta stationnaire pendant deux ans, se tuméfia ensuite et s'abcéda. Une seconde tumeur indolente survint sur la région sternale, vers la partie antérieure et supérieure; peu à peu cette
tumeur s'irradia au loin, et s'abcéda à la longue. Deux ans
plus tard Catherine eut une maladie très-grave, cette maladie
fut dite *fièvre muqueuse* par son médecin. Une petite toux s'établit à son entrée en convalescence, et elle s'est maintenue jusqu'à ce jour, en prenant insensiblement une intensité toujours croissante. Catherine, dans ce temps-là, était, dit-elle,
assez grande et d'une taille bien prise; mais des douleurs
atroces survenues plus tard, et d'une grande durée, l'ont rendue complétement rachitique.

État de la malade. — Le facies passable, mais le corps mal
nourri. Pas de glande à la face, et selon le trajet des veines
jugulaires; on voit auprès de l'attache inférieure de sterno-
cléido-mastoïdien droit la cicatrice imparfaite d'une ancienne
glande; sur les deux bras, ainsi que sur la main droite, de
nombreuses et profondes cicatrices adhérentes, ainsi que des
empâtements lymphatiques assez volumineux; le pouce de la
main gauche est gros, et présente deux orifices fistuleux; les
cordes du creux de l'aisselle gauche sont tuméfiées, et repous-
sées par des paquets glanduleux sous-jacents; ces glandes rou-
lent les unes sur les autres, sous la pression des doigts qui les
explorent; plusieurs d'entre elles sont ulcérées, et rendent un

pus séreux. Toute la région latérale gauche est tuméfiée par des empâtements ou des corps glanduleux ; on y voit de nombreuses cicatrices, dont une se déchire souvent, et rend une sanie, qui est produite par l'exfoliation d'une côte cariée. Toux fréquente et pénible, surtout pendant la nuit ; dyspnée habituelle, qui s'exaspère après la plus légère ascension ; absence de crachats, sueurs nocturnes abondantes, principalement sur la région sternale ; rubéfaction de la face ; enfin, matité profonde sur toute la région gauche, et la partie inférieure et externe du côté droit ; le côté gauche cependant résonne sur la partie antérieure et supérieure.

PRESCRIPTIONS. — *Médications tour à tour stanno-arsenico-cuivrique, ou simplement stanno-arsenicale, administrées le plus ordinairement par la méthode iatraleptique, mais quelquefois aussi sous forme pilulaire. Pour topique, la préparation plombo-cuivrique ; mais le plus souvent des lotions avec l'eau distillée de nos Roches. Aspirations du gaz.*

Sous l'influence de ce traitement, pris et quitté à maintes reprises, pendant l'espace de deux ans, Catherine guérit complétement. Les tumeurs et les glandes se sont toutes dissipées ; les palpitations ont cessé ; plus de dyspnée ; la respiration, au contraire, est libre et facile ; la poitrine résonne sur toute son étendue.

J'ai eu de ses nouvelles par Marie Tourny (en 1855) ; sa santé est toujours aussi bonne que possible.

En 1866, Catherine Goët se portait très-bien.

PHTHISIE PULMONAIRE.

M. EDOUARD B***, d'Annonay, âgé de 27 ans, lors de sa première saison à Celles, en 1836, d'un squelette élancé, et alors desséché, souffrait de la poitrine depuis six ans. Il attribuait la cause de ses souffrances à de trop fréquentes aspirations de chlore, qu'il avait faites dans un temps, où il cherchait à manipuler des préparations pour les cholériques. Quelle que fût au reste la cause de cette maladie, il est certain que M. B*** avait été regardé comme phthisique très-avancé, et qu'à ce titre il venait d'être renvoyé du Mont-Dore par le Dr Bertrand, qui n'avait pas voulu lui permettre de prendre un seul bain. Le Dr Gilibert, de Lyon, mon regrettable ami feu le Dr Alléon, d'Annonay, et plusieurs autres médecins célèbres avaient tous prononcé les mots de *phthisie tuberculeuse au troisième degré.*

De simples aspirations du gaz, des bains bouillis Ventadour, entremêlés avec des bains de vapeurs fréquemment interrompus, avaient, en 1836, procuré de grands soulagements. Mais les premiers froids de l'hiver renouvelèrent tous les accidents, tels que crachats de sang, sueurs nocturnes, abattement des forces, etc., etc.

M. B*** revint à Celles le 30 juin 1837; son état était plus pénible qu'en 1836.

État du malade. — Corps profondément amaigri; *épaules ailées ;* prostration complète des forces; facies sinistre; pommettes saillantes, rouges, et vergetées de marbrures noires; toux fréquente et profonde, principalement la nuit; crachats très-abondants, lourds, allant immédiatement au fond de l'eau, et adhérant fortement aux parois du vase; fréquentes stries sanguines, et souvent crachats rouillés, parfois même tout à fait sanguinolents; sueurs nocturnes, débilitantes; le malade est obligé de garder la chambre et le lit; respiration haletante; fièvre continue avec exacerbations à l'entrée de la nuit; poitrine mate dans toute son étendue, et principalement du côté droit; respiration très-faible sur toute l'étendue des organes pulmonaires, mais tout à fait obscure du côté droit; retentissement de la voix sur tous les points que l'on explore; mais, au-dessous de la mamelle droite, en avant et en arrière, pectoriloquie très-prononcée.

PRESCRIPTIONS. — *Aspiration du gaz, chaud dans le principe, plus tard celle du gaz froid, bains bouillis Ventadour ; (le malade en prit dix-neuf dans l'espace de trois mois).*

Sous la simple influence de cette médication, et des soins hygiéniques, l'état de M. B*** s'améliora, et sur la fin de septembre il put rentrer chez lui.

Retour le 27 juillet 1838. M. Binet s'est parfaitement soigné durant le cours de l'hiver; au printemps même il ne sortait jamais de son appartement, sans avoir consulté au préalable baromètre, thermomètre et hygromètre. Il a voulu essayer de respirer du gaz factice, mais il renonça bien vite à cet agent, qui ne lui parut point produire l'effet sédatif du gaz de Celles. Il fit constamment, soir et matin, d'adondantes frictions avec du lard frais sur toute l'étendue de la poitrine.

Etat du malade. — Le corps a pris des chairs; le facies est assez bon ; le cœur est calme, et le pouls rarement fébrile. La percussion est assez sonore sur toute l'étendue du poumon gauche, et même un peu vers le sommet du poumon droit, mais la matité existe sur les deux tiers inférieurs de ce second organe. L'air passe avec assez de liberté dans tout le poumon gauche, mais son passage est imperceptible dans les deux tiers inférieurs du poumon droit, et la voix résonne toujours d'une manière évidente dans cette région. Essoufflement toujours considérable, lors de la plus légère ascension ; le timbre de la voix est moins fâcheux que l'an dernier, cependant il est rauque et caverneux ; toux rare ; langue limoneuse, et pourtant l'appétit est assez bon; sommeil ferme et non interrompu.

PRESCRIPTIONS. — *Bains Ventadour bouillis, aspirations du gaz, et vapeurs.*

Un séjour de deux mois fit beaucoup de bien, mais l'essoufflement subsistait toujours pour la cause la plus légère, et le poumon droit était également mat.

Retour le 2 août 1839. M. B*** s'est livré cette année à des occupations assez actives; et sans se croire parfaitement guéri, il ne tousse plus, et ne présente d'autre accident fâcheux qu'une dyspnée, devenue habituelle pour lui, et une matité bien manifeste dans le poumon droit, à laquelle il ne fait pas grande attention.

Mêmes prescriptions qu'en 1838.

Retour le 3 août 1840. M. B*** se trouvait alors dans les mêmes conditions qu'en 1839.

Au traitement précédent, il adjoignit les pilules *stanno-zinciques (n° 24), et les frictions sur la poitrine avec le cérat stanno-zincique (n° 23).*

Un mois de ce traitement donna plus de perméabilité au poumon droit.

En 1841, M. B*** vint passer le mois d'août à Celles. Je le trouvai mieux que jamais; le poumon droit avait acquis un peu de perméabilité dans toute son étendue.

PRESCRIPTIONS. — *Les mêmes que l'année précédente.*

Sur la fin de juillet 1842, j'eus le plaisir de revoir M. B*** dans mon établissement. Il était très-bien; le poumon gauche était sain.

PRESCRIPTIONS — *Les mêmes que l'an dernier.*

M. B*** fit un mois de traitement, il était très-bien en nous quittant. Il jouit actuellement d'une excellente santé; chaque année nous avons de ses nouvelles; il est même venu nous faire une visite de reconnaissance en 1864.

Mlle ELISA B***, ouvrière chez Mme Sergent, rue d'Amsterdam, 12. — 21 ans; constitution frêle; nubile à 13 ans, elle a conservé depuis une petite toux sèche, qui s'est beaucoup exaspérée depuis 1853 et 54, années durant lesquelles elle a habité une chambre basse, obscure et humide. Les Drs Barré et Huard lui ont vainement prodigué leurs soins. La mère de Mlle Elisa est morte phthisique à l'âge de 34 ans.

État de la malade lors de son arrivée à Celles, 15 juillet 1856.

Facies blême, jaunâtre, avec coloration des pommettes; grande faiblesse; malaise général; amaigrissement considérable; douleurs vagues dans la poitrine, principalement entre les deux épaules.

Toux très-forte, quinteuse, surtout le soir et le matin, occasionnant une sensation pénible à l'épigastre. Dyspnée considérable, surtout quand la malade monte un escalier.

Crachats mousseux, semblables à de la salive battue, souvent verdâtres le matin, et parfois striés de sang.

Matité aux fosses sus-épineuses et sous les clavicules, et principalement du côté gauche.

Expiration prolongée au sommet du poumon droit; respiration sèche, dure du côté gauche, râle crépitant léger, et craquements au sommet de ce même poumon ; râle sibilant dans le creux axillaire gauche; sueurs nocures considérables, principalement sur la région sternale; sommeil inquiet et très-agité.

Depuis deux ans la menstruation est très-irrégulière.

PRESCRIPTIONS. — *Frictions zinco-argentiques sous la plante des pieds. Lotions sur la poitrine, alternativement avec les nᶜˢ 38 et 18. Douches ascendantes, et les derniers temps le long du dos. Aspirations du gaz, boisson de l'eau Ventadour bouillie.*

Au bout de deux mois Mlle Elisa B*** nous quittait entièrement rétablie; depuis, nous avons eu de ses nouvelles, et elle est toujours en parfaite santé.

VOMIQUE TUBERCULEUSE.

Mme LA COMTESSE DE F***, de Sens (Yonne).— 30 ans ; tempérament lymphatico-nerveux; constitution médiocre. Elle a été sujette, durant son enfance, à de graves accidents strumeux. Jeune fille elle présenta tous les symptômes d'une pneumonie des plus rebelles et des plus graves, qui se termina par l'expectoration d'une vomique. Mme de F***, traitée tour à tour par Garlien, Dubois le père, Dupuytren, et une foule d'autres praticiens célèbres de la capitale, n'obtint point de soulagement pour cette dernière lésion. Le mariage, survenu depuis une dizaine d'années, semblait avoir aggravé les souffrances de l'organe pulmonaire affecté, et c'était en vain que Mme de F*** avait eu recours à toutes les eaux minérales, les plus célèbres pour les maladies de poitrine. Les Eaux-Bonnes, elles-mêmes, n'avaient procuré aucune sédation. Durant ces dernières années l'évacuation de la vomique était devenue à peu près mensuelle; et chaque fois cette vomiturition était précédée par de violentes douleurs thoraciques, une toux forte, quinteuse et comme catarrhale; enfin le volume des matières expectorées devenait évidemment de plus en plus abondant, et présentait, dans les derniers temps, des traces sanguinolentes.

Arrivée à Celles le 12 mai 1843. Sous l'influence *des aspirations du gaz, des bains Ventadour, et des pilules stanno-zinciques* (n° 127), Mme de F*** éprouva une grande sédation.

Dans les premiers jours de juin, je remplaçai les pilules n° 127 par les *stanno-plombiques* (n° 137), qui firent plus de bien encore que les premières.

Mme de F*** nous quitta le 23 juin, en emportant des pilules n° 137.

Extrait d'une lettre du 18 août 1843.

« Je vous ai promis de vous donner des nouvelles de Mme de F***, et je viens avec plaisir m'acquitter de ma promesse. Je vous dirai que depuis notre séjour à Celles, la santé de ma femme a toujours été de mieux en mieux, et que, sans prendre de grandes précautions, et sans suivre de régime spécial, aucune crise n'a reparu, chose qui n'était pas arrivée depuis cinq ans...... Etc.

« DE F***. »

Autre lettre du 8 février 1844.

« Je me reproche vivement d'avoir tardé si longtemps à vous apprendre que depuis que j'ai quitté Celles, ma santé s'est maintenue excellente...... Etc.

« E. DE F. »

Mme de F*** est revenue plusieurs fois à Celles; je l'ai toujours vue en très-bon état; elle n'avait eu que deux crises très-légères en 1847.

PNEUMONIE CHRONIQUE.

M. BAILLY, DE CADEVILLE, rue Beaubourg, 35, Paris. Arrivé à Celles le 29 juin 1853. (Extrait d'une lettre du Dr Huard, rue Blanche, 83.)

« Mon client, M. B*** de C***, a été à plusieurs reprises affecté de pneumonie chronique. Il y a environ vingt-cinq ans, il habitait alors la Belgique, il en fut atteint. On lui recommanda les eaux de Spa, dont il fit usage, et dont il eut à se louer de leurs effets salutaires; ce qui pour moi, vous me direz, devrait être cependant un motif de croire, en pareil cas, à l'efficacité des eaux de Celles, puisqu'elles participent de la même composition, des mêmes principes; aussi mon opposition n'a-t-elle été que très-légère. En janvier 1842, et probablement à la fin de mars de la présente année, il fut de nouveau affecté de la même maladie. En 1842, comme cette année, ce n'est pas moi qui lui donnai les premiers soins : je ne fus appelé, en 1842 et 1853, que lorsque la pneumonie aiguë, avec tous ses symptômes apparents ou latents, eut passé au deuxième ou troisième degré; je dis latents, car je ne comprends pas que mon malade n'ait pas été saigné cette dernière fois. En 1842, j'attribuai la marche, la complication des accidents à l'insuffisance des moyens antiphlogistiques, comme aujourd'hui à l'absence complète de mêmes ressources. Quoi qu'il en soit, c'est à l'absence complète de la saignée que j'impute la dégénérescence pulmonaire de notre malade, car rien dans sa constitution n'annonce une diathèse phthisique originaire : il est seulement doué d'un tempérament bilioso-lymphatique. La première fois que je traitai M. B***, je me rendis complétement maître de son affection par les dérivatifs et les diverses préparations d'antimoine, qui ont agi en hyposthénisant ou comme contro-stimulant. J'ai employé les mêmes moyens du 3 au 21 juin de cette année, époque où M. B*** a manifesté la volonté d'aller à Celles. Ces mêmes moyens ont certainement amené un changement favorable, soit comme amélioration du parenchyme pulmonaire lésé, soit comme amélioration de l'état général du malade, soit enfin et par suite dans la nature et la diminution de l'expectoration. »

(Dr Huard, rue Blanche, 83, Paris).

État du malade. — Facies rouge et altéré; yeux brillants et injection des pommettes; corps assez bien nourri; toux fréquente et quinteuse; dyspnée intense; douleur et matité vers la base du poumon droit; sueurs nocturnes; sommeil léger et inquiet; anorexie; crachats abondants, spumeux, mais parfois, après les fortes quintes, ils sont semblables à ceux du phthisique, vont au fond de l'eau, et adhèrent aux parois du vase.

PRESCRIPTIONS. — *Bains Ventadour bouillis; aspiration du*

gaz; frictions sous la plante des pieds, avec une préparation plombo-bismutho-arsenico-zincique ; fomentations sur la poitrine avec l'huile plombo-bismutho-stannique (n° 58) ; trois fois par jour, sur un morceau de sucre, sept ou huit gouttes de l'eau distillée de nos roches, saturée d'un mélange plombo-bismutho-argentique.

Sous l'influence de ce traitement, le malade éprouva bientôt une grande amélioration, et il nous quitta le 10 août, dans un état très-satisfaisant. En 1858, 1860 et 1861, nous avons eu des nouvelles de M. B*** de C***. Il jouissait toujours d'une excellente santé.

Je me garderai de toute conclusion. Mais me sera-t-il défendu de croire que l'heure est venue où : « dans notre art il faut oublier certaines de nos doctrines pour en créer de nouvelles? (1).

(1) Bar. Lettre au Cons. gén. de l'Ardèche. Valence, 1838.

TABLE DES MATIÈRES

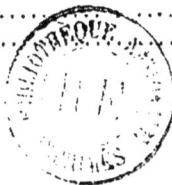

FIN

Paris. Typ. A. Parent, rue Monsieur-le-Prince, 31.

252

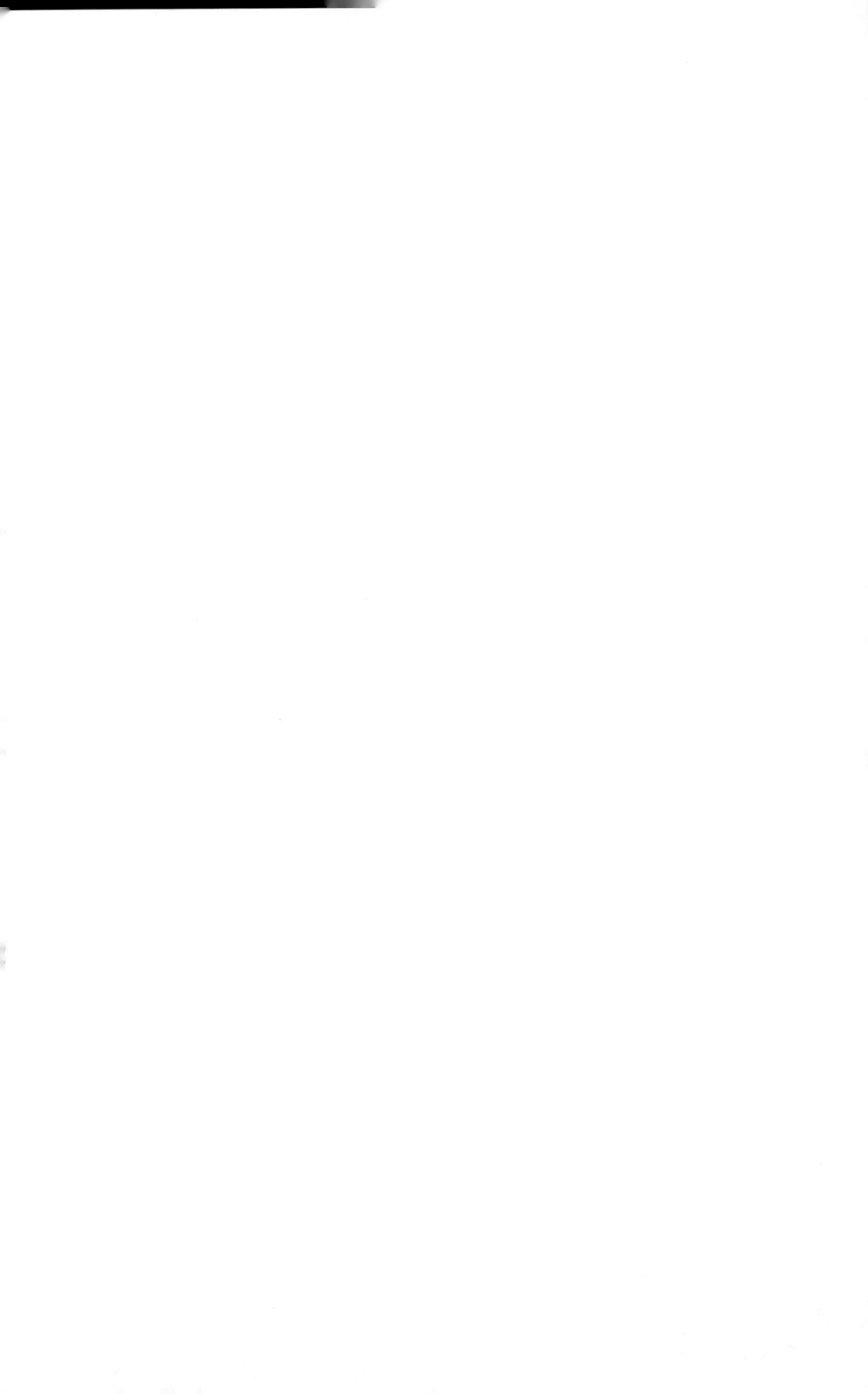

www.ingramcontent.com/pod-product-compliance
Lightning Source LLC
Chambersburg PA
CBHW030927220326
41521CB00039B/1166